JN046186

麻酔科ドクターズパール

順天堂大学 名誉教授
東京都保健医療公社東部地域病院 病院長

稲田 英一 著

序 文

　本書は麻酔や周術期管理における心構えや、日常医療や生活における感じ方をまとめたものである。広く通用するものもあれば、私だけのいわばローカルルールのようなものもある。姉妹編である『麻酔への知的アプローチ』は、麻酔や周術期管理についての知識や考え方をまとめたものであり、2〜3年ごとに改訂を加え、常に最新知識を盛り込むようにしてきた。本書は、逆に改訂をあまり必要としない本である。医学生の時や、マサチューセッツ総合病院 (MGH) での留学生活や、臨床医として、大学の教官として、あるいは学会の中心的メンバーとして学んだことなど、私が医師や麻酔科医として生きてきた根幹としてきたものについて述べた本だからである。古臭いものもあるかもしれないが、多くはパールのように輝いているものだと思っている。私が経験した教訓的な麻酔症例についても述べ、当時のノートも参考のためにつけてある。私の当時の失敗や苦労を、現代の麻酔科医であればどのように解決し、乗り越えていくかを考えていただきたいと思っている。私がMGHで多くのことを教わったメンターたちの写真も載せてある。この人たちは単に私のメンターや友人というだけでなく、世界の麻酔科学を牽引してきた人たちでもある。こういった人たちがどのように麻酔科診療について教えてくれたのか、世界にどのような道を示してくれたのかも是非、知ってほしいと考えた。

　留学時代の経験についても多くのページを費やした。現代と40年も前の留学事情はもちろん異なっている。こまかな生活のことよりも、文化的な違いを知ってもらい、縦横に張り巡らされた評価制度を利用したPDCAサイクルの活用など、日本においても導入すべきことについて考えたり、日本に生活できることのありがたさも感じてもらいたいと思っている。最近は留学希望者も減り、また、留学するのも難しくなってきた。しかし、留学は医療だけでなく、外国文化を学び、逆に外国文化を学ぶことにより日本文化を理解する素晴らしい機会である。苦労も多いかもしれないが、非常に楽しいものであり、自分の世界を広げてくれる。留学を目指す人の参考になれば幸いである。

　大見出しは内容を端的に示すようなものとした。私自身はあまり命令的な言い回しは使わないが、本書では印象的なやや強い言い回しにしたところもある。大見出しについた英文と合わせて読んでいただくと、すんなりと入っていくのではないかと思う。

　本書が麻酔科学や関連領域について学ぶ人、留学を目指す人の役に立つことを願っている。

2021年7月1日

稲田英一

Contents

1	麻酔科医とは、麻酔科医の仕事とは	1
2	学習法、専門医試験対策	12
3	教育・トレーニング	28
4	キャリアパス	48
5	米国レジデントの生活：日常生活編	66
6	米国レジデントの生活：臨床編	81
7	On call	105
8	集中治療、ICU	117
9	安全な麻酔のために	127
10	危機管理──事例	145
11	術前診察とインフォームドコンセント	188
12	モニタリング	199
13	薬物投与	211
14	手技	221
15	手術室の管理	229
16	コミュニケーション	233
17	Do's and Don'ts	249

1 麻酔科医とは、麻酔科医の仕事とは

麻酔上手はお料理上手
Similarities and differences between anesthesia and cooking

　麻酔と料理はとても似ている。麻酔では患者さんを診察し、予定術式や術者なども考えながら麻酔法を考える。これは、お客さんに合わせた料理のメニューを考えるのと同じである。次は材料集めである。料理では食材や調理器具の準備をするが、麻酔では必要な薬物や道具の準備をする。次は下ごしらえ。いろいろな薬物を必要なだけ濃度を調整する。

　そして、いよいよ料理だが、材料や調味料を入れる順序も大切である。多くの場合、ごはんにおかずなど何品かの準備が必要である。全身麻酔に硬膜外麻酔を併用するのも同様である。行う順序や薬物の配合なども考える必要がある。お湯の温度や油の温度も計る必要がある。

　そして最後の料理のserveは、麻酔からの覚醒と同じかもしれない。どんなに綿密に調理をしても、最後の料理がおいしくなければ、それまでの過程は意味がない。

　計画を立て、準備をしたり、麻酔導入や維持をしたりという順序は、料理と同じである。一般の家庭料理よりも麻酔が難しいのは、材料（薬物）が違う以上に客（患者）の状態が異なることが多く、また調理（手術）の進行に不確定な要素が多いため、一つの決まった型におさまりきらず、一つとして同じものがないことである。

　料理とのアナロジーから考えてみると、医療事故のことも理解しやすいかもしれない。準備段階から途中の過程の多さ、患者特有の状態の変化などに対応する必要がある。また、麻酔もマルチタスクである。患者の状態を観察し、多くのモニターからの情報を収集し、患者の状況や手術の進行に合わせて薬物の調整をし、輸液の量を調整し、必要な検査や輸血のオーダーをするなど、多くのことを同時に行わな

ければならない。薬物の誤りは、塩と砂糖など調味料の誤りに似ている。塩と砂糖は味は違うが、どちらも白い粉末で似ている。また、砂糖と塩を取り違えなくても、入れる量を間違えば料理は台無しである。料理にしても麻酔にしても、加温、冷却の温度管理や時間を間違えれば、とんでもない料理になってしまうし、麻酔では重大な合併症を起こすことにもなる。料理の最中に宅配便が届いたり、電話がかかってきたりして、注意が削がれる場合もある。麻酔管理に関わる様々な過程や、使用する薬物、それぞれの手技のどこかに誤りがあれば、重大な医療事故となる。

　こうした麻酔の複雑さを理解し、対応できるようになるには大変なトレーニングを積む必要がある。その結果として、どのような状況においても安全な麻酔管理が行えるようになる。

麻酔科医は外科医の好みも知る必要がある
Anesthesiologist as a chef

　麻酔科医はシェフと似ている。麻酔科医にとって、一番重要なのはお客さんである患者さんの安全を守ることであり、痛みがない、合併症を起こすことがないことが理想である。

　ただ、麻酔科医にとってお客さんは、外科医とも言える。同じ手術によっても、術後管理の仕方によって術中管理の仕方も異なる。お客さんの嗜好があるように、外科医も好みが違っている。冠動脈バイパス術にしても、好みの心拍数や収縮性、血圧の管理が異なっている。人工心肺にしても、温度、灌流量や灌流圧も異なっている。消化器手術でも、輸液量は標準化されていない。制限輸液と言っても幅が広い。敗血症治療でもてはやされたgoal-oriented therapyにしても、その有効性を否定するようなエビデンスが出てきたりする。しっかりとしたエビデンスがあるわけではな

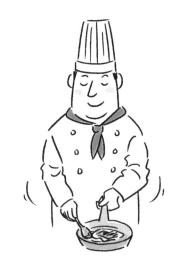

い。しっかりとしたエビデンスがあるものはスタンダードな麻酔も可能だが、エビデンスが不十分なものとなると、バリエーションが極めて多くなり、個人的な好み(preference)も考慮する必要がある。

外科医によっては、お気に入りの麻酔科医といつも仕事をしている。そうすれば、阿吽の呼吸が生まれてくる。しかし、中規模以上の多くの病院では、外科医と麻酔科医の組み合わせは、日により異なることが多い。麻酔科医と外科医、看護師やコメディカルとのコミュニケーションがとれないと、手術の成功はおぼつかない。お互いのことを理解して、手術や麻酔を行うことが重要である。

麻酔科医は、患者、外科医、術後管理などの状況を考えながら、麻酔管理を行う必要がある。これは、医療が厳密な物理や化学の実験とは異なっていることによる。EBMが確立され、医療が標準化されたとしても、患者の多様性が大きいため、画一的には行えない。

麻酔科医は最後のディフェンスライン
We are the last line of defense.

手術を円滑に進め、患者の状態・予後が最良となるようにすることは麻酔科医の重要な役目である。ただし、手術の進行をむやみに優先してはならない。常に患者の安全を考えること、"Do no harm."の理念が重要である。

たくさんの手術が立て込んだり、長時間にわたる複雑な手術があることも多い。時間内により多くの手術症例の麻酔をするという成果を上げることに対するプレッシャーは、常に存在する。さらに、ポジションが上がれば、大学や病院などの手術室以外の管理や教育の仕事などの業務負担も多くなってくる。そのような多忙でプレッシャーのかかる状況にあっても、麻酔科医の本分は何かを忘れてはならない。

患者の意識や防御能力を奪ったり、抑制しているからこそ、麻酔科医は患者の立場に立って患者を守り抜く最後のディフェンスラインでなければならない。

麻酔科医になろう！
Please join us !

　麻酔科医になって40年余りの月日が過ぎた。その長さに自分でも驚いてしまうが、未だに臨床の現場では多くのことを学んでいる。学術雑誌を読めば、麻酔科学だけでなく、医療・医学の進歩に驚かされる。

　学生にも、「先生はなぜ麻酔科医になったんですか？」とよく質問される。学生の頃は、外科医にもなりたかったし、内科医にもなりたかった。手先があまり器用でないので、外科医になることは諦めた。外科医に聞くと、器用さはあまり関係ないと言うけれど、器用であるに越したことはないと思った。今でも、上手な外科医の手術を見るのが大好きである。躊躇ない動作、確実な切開や縫合の手技などに見とれることがある。麻酔科医はほとんどの手術において、手術を見る特等席にいる。内科医になろうか、麻酔科医になろうかは医学部卒業間際まで迷っていた。内科医になりたくて、Harrisonの内科書『Harrison's Principles of Internal Medicine』を原書で2回は読んだ。 神経内科医になりたくて、Merrittの教科書『Merritt's Neurology』や、日本語の神経内科学の教科書も何冊も読んだ。その理論や奥深さには惹かれたが、学生実習中に何か、もう一つしっくりとこないものを感じていた。

　麻酔には臨床的な面で惹かれた。麻酔科実習での驚きは、人間がほんの数十μgから数十mgといった少量の薬物で、意識がなくなったり、筋が弛緩して呼吸が停止したり、痛みがとれたりしてしまうことであった。しかも、それが分単位でできることに驚いた。そして、手術中は動きもせず、自発呼吸もせず、生きているのかさえもわからないような患者が、手術が終われば速やかに覚醒し、痛みを訴えないことに感動した。麻酔はまさに生きた薬理学であった。

　麻酔科学で一番興味があったのは呼吸であった。J. B. Westの『Ventilation／blood flow

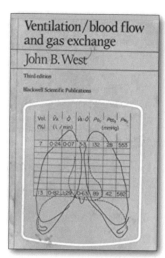

Ventilation／blood flow
and gas exchange

4

and gas exchange』は衝撃的な本であった。名著とも知らず、小振りの本だから読めるだろうと思い、日本橋の丸善でたまたま購入した本である。200ページにも満たない本であったが、その内容の深さ、面白さには感動した。呼吸の研究がしたいと思って当時、東京大学麻酔科の新進気鋭の助教授であり、『血液ガスの基礎と臨床』という名著を著した諏訪邦夫先生の門を叩いたのは医学部5年生のときである。しかし、その時、諏訪先生は呼吸の実験は今はやっていないから、循環の研究をしてみないかと言われた。その年の夏休みは、ずっと手術室で循環系のデータを取りながら過ごした。それが、麻酔科医になる大きなきっかけになったと思っている。

　どの学問でもそうだが、麻酔科学も奥が深い。臨床的にも面白い。麻酔科医になることをぜひお勧めしたい。

人との出会いは、明らかに、時に潜在的に自分の将来を決める ──沖中重雄先生のこと
Your life would be changed by encounter with an influential person.

　私にとって沖中重雄先生（当時の東京大学第三内科教授）は、直接の教えを受けたわけではないが、特別な存在であった。祖父・稲田龍吉の主催した第三内科の後継者というだけでなく、私たち家族と同居していた龍吉の妻・敏のお見舞いに、家や病室にいらした時の姿が、当時小学生の私に非常に印象深かったからである。お辞儀をされるときの、沖中先生のいわゆるビリケン頭に触りたくてしょうがなかった。

　医学生時代に沖中先生の『医師と患者』や、『医師の心』という本を読み、医師とは何なのか、医師として生きることの厳しさを感じた。東大における最終講義で、自身の誤診率は14.2％と発表したことは有名である。誤診率ではなく、診断というものに対する厳しい姿勢に感銘を受けた。沖中先生は自律神経系の研究を進め神経内科を確立したほか、老年病学講座を開設した。今思えば、私が自律神経系に興味を持ち、それと深いかかわりのある麻酔科に進んだこと、高齢者麻酔に興味を持ったことは、沖中先生への傾倒に端を発しているのかもしれない。

あなたが寝てる間に

While you are sleeping.

　麻酔科医の仕事は、患者さんにとってわかりにくい。医師にとってさえ、わかりにくいようである。特に外科系以外の医師にとってわかりにくいようだが、ときには外科系の医師にさえ、理解されていないのではと思うことがある。

　患者の意識がない間、麻酔科医がいかに細心の注意と集中力をもって患者の安全を守っているかは知られていない。術後の痛みがないように、そして呼吸抑制や悪心・嘔吐などの副作用などが出ないようにオピオイドを投与したり、手術の進行を見ながら最高のタイミングで患者さんを覚醒させようとしていることは理解されていないようである。

　手術が終わり、患者さんが覚醒して「もう、手術が終わったんですか？」と驚いたように言われると、麻酔科医は喜びを感じるだろう。一方、術中に大出血や、心筋虚血などのイベントがあり、それを何とか乗り切って手術が終わっても、患者さんに「喉が痛い」とか、「痛い！」、「気持ちが悪い」などと言われれば、何時間にもわたる悪戦苦闘の努力も精神的に報われることはなく、疲労感だけが残る。

　逆にこうした麻酔科医の苦労を患者さんにわからないようにするのが麻酔の美学でもある。私は高校時代は器械体操部に所属していたが、そこでこんなことを言われた。「同じ宙返りでもサーカスはハラハラさせるように見せるが、器械体操はらくらくと何でもないように見せないといけない。」麻酔も大変なことであっても、何でもないように見せなければならない。飛行機が無事に着陸した時に、パイロットに「途中、墜落するかと思いました。でも無事についてよかったですね」と言われても、乗客は喜びはしないであろう。

　見えない努力こそが重要なのだと思う。

麻酔科医はショーマンであれ
It's my show.

　不謹慎な言い方かもしれないが、麻酔は一つのショーである。手術にしろ、脳血管内治療にしろ、内視鏡検査にしろ、みなショーではないかと思っている。実際に公開手術なども行われているが、これらのショーは、人に対しては教育的であり、自分自身にとっては、自分の技量をいかに高めるかという意味合いも持っている。いかにスムーズにきれいに正確に手技を行うか、困難な状況を乗り切るかを見せるショーである。

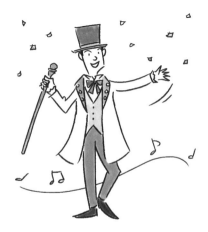

　全身麻酔においては、麻酔導入や、覚醒、抜管はショーの見せ場である。いかにスムーズに快適に麻酔を導入し、気道確保を行うか、区域麻酔を行うかなど見せ場も多い。そのショーがすばらしければ、外科医は麻酔科医に、より強い信頼感を抱くであろう。患者にやさしい手技は、看護師にも安心感を与えるであろう。

　常に人に見られ、評価されているという意識をもって自分のショーを演出してほしい。

マルチタスクをこなせるようにトレーニングしよう
Multitask is not a mere sum of simple tasks.

　私たちは同時にいろいろなことをやらなければならない。術野を観察し、モニターをチェックし、薬物の投与をし、輸液を調整し、必要に応じて検査を行い、輸血のオーダーを出すなどといったことを同時に行っていく必要がある。常に迅速で的確な判断が求められる。判断したら、体がすぐに反応して、的確な行動をとらなければならない。このようなマルチタスクをこなせない人は、よい麻酔科医にはなれない。

マルチタスクをこなすには、事前の計画と、それなりのトレーニングが必要である。術前に、こういう状態になったら、このように行動するという手順を決めておく必要がある。いろいろな状況が想定されるので、手順もそれぞれの状況に合ったものを考えておく必要がある。

パニくるな！
Don't panic !

冷静を保つことは、極めて重要なことである。事態が深刻であればあるほど、冷静になる必要がある。しかし冷静であれ！といってもそう簡単にできるものではない。やはり、経験が重要になってくる。

人が不安になるのは、何が起こるかわからないからである。この先起こることはもはや自分の手に負えないかもしれないと思えば不安に駆られる。何が起こるかについて、ある程度の予想がつけられ、自分ができることがわかっていれば不安も軽減する。もし可能であれば、とにかく人集めをすることである。

決めるのは君だ！
It's your call.

時には難しい判断をしなければならないことがある。緊急手術が申し込まれ、それを承諾した直後に、別の緊急手術が申し込まれることがある。緊急度からいったら2番目の手術のほうが高そうである。しかし、2番目に申し込まれた手術を先に行うと、最初に申し込まれた手術の開始は遅れリスクが高まる可能性がある。その順序をどのように決めるか、それぞれの診療科にどのように説明するかを考えなければならない。手術室看護師からも、準備の都合上から決断を迫られる。こんなときに掛けられる声が "It's your call." である。それは、「あなたに決定権がある。その決定にはみんなが従います」という意味をもっている。

順序を入れ替えてうまくいくこともあるし、その手術が長引き、危惧したよう

に最初に申し込まれた患者の状態が悪くなることもありうる。 振り返ってみて、good callということもあれば、bad callということもある。

　このcallはdecisionのことである。医療というものは、常にdecisionを迫られるものである。麻酔ともなれば、秒・分単位でdecisionを迫られることもある。判断力をつけること、判断する根拠をしっかりともつこと、仮に判断が誤ってもそれに対処できるようにしておくことが重要である。

　例えば、脊髄くも膜下麻酔 (脊麻) を予定しているとき、血小板数が7万だったとする。臨床的に出血傾向は認められない。脊髄くも膜下麻酔は十分に可能と考えられるが、もし血腫ができたらという心配もある。EBMやガイドラインに従えば、血小板数が5万であれば、脊麻を実施してもよいことになる。稀であるとはいえ、血小板数が正常、凝固系が正常であっても、血腫ができる場合もあるから、危険はゼロとは言えない。全身麻酔には全身麻酔のリスクがある。こういった場合も通常と同じように、患者に全身麻酔や脊髄くも膜下麻酔の利点や、合併症を含む欠点を説明し、そして判断してもらう。だが、最後には自分で決めなければいけないこともある。"It's my call."と言って、十分に責務を果たそう。

麻酔科医は患者に代わってホメオスターシスを保つ責任がある
Be a control system.

　全身麻酔でも、脊髄くも膜下麻酔や硬膜外麻酔でも、自律神経系や神経内分泌系などの身体の調節系が抑制される。血管は拡張し、心拍数は減少傾向になる。出血が起きても、非麻酔下で起こるような交感神経系緊張による血管収縮や心拍数増加は起こりにくい。頭部挙上や、仰臥位から腹臥位への体位変換でも、十分な交感神経系緊張が起こりにくいために、血圧低下が起こる。

　麻酔科医は、様々なモニタリングを用いて生体情報を把握し、高度の異常が起こらないようにする必要がある。また、手術手技などにより起こる血行動態変化などをあらかじめ予測して、対応していく必要がある。

　麻酔がこのように患者の調節系を抑制するからこそ、麻酔科医は患者自身に代わってホメオスターシスを保ち、患者の安全を守る責任がある。

「麻酔の日」を祝おう！
Let's celebrate the Ether day！

　麻酔は人類にとっての福音である。麻酔なしの手術は存在しないといってもよい。しかし、麻酔の歴史は比較的浅い。世界で初めての全身麻酔は華岡青洲が1804年10月13日に通仙散を用いて行った乳癌手術と言われている。日本麻酔科学会では、10月13日を「麻酔の日」と定めている。揮発性麻酔薬による全身麻酔となると、MGHにおいて1846年10月16日にMortonがエーテルを用いて行ったものが、最初とされる。MGHでは、この日をEther Dayとして祝っている。世界でも10月16日をWorld Anesthesia Dayとして祝っている。

　先人たちが成し遂げてきたことに敬意を払う、そして、これからも発展を願う日でもある。

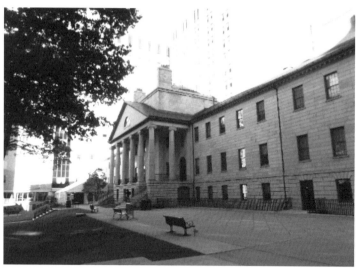

エーテル麻酔が行われたEther Dome
夏になると芝生の上でランチをとったり、寝転ぶ人もいる。

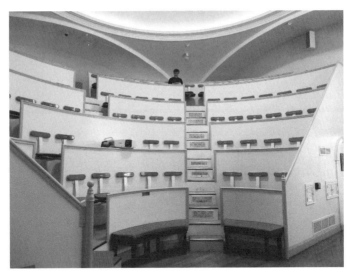

Ether Domeの内部

観光名所であるが、現在でも講義に用いられることがある。階段教室の座席
には、エーテル麻酔を用いた公開手術時に座っていた人の名前のプレートが
つけられている。

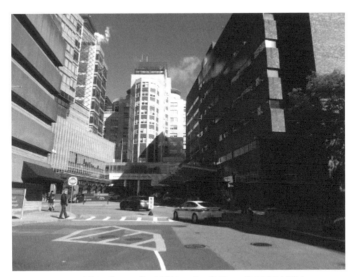

MGHのメインビルディングのWhite building（正面のビル）

左がEllison building。最上階には大統領の緊急入院用の広大な病室がある。

2　学習法、専門医試験対策

最新の知識なくして最善の医療なし
How to get the newest information

　医学の世界は日進月歩である。うかうかしていると、あっという間に世の中から取り残されてしまう。

　学会は最新の知識を入手するのに役に立つが、年に何回もあるわけではない。日常診療が忙しければ、毎回学会に行けるというわけではないし、学会もたくさんの発表会場があるので、聴講できるのもごく一部でしかない。けれど学会では、顔を合わせて議論したり、情報交換できたりするという大きな利点がある。

　最新の知識を入手するという点で、教科書はあまり役に立たない。教科書は1年も、2年もかかってつくられるため、それに盛り込まれる知識もどうしても古いものになってしまう。一方、ある程度確定された知識が書かれているので、安心して知識を習得できるという利点がある。体系的に知識を学び、考えを整理できるという利点もある。

　インターネットは重要な情報源であるが、すべてを見るわけにはいかない。不確かな情報も発信されているので注意が必要である。

　最新の知識を得るのに最も適した情報源は、雑誌だと思う。毎週・毎月発行される雑誌の数は多く、掲載されている論文数も多い。定評のある、いわゆるインパクトファクターが高い英文雑誌には優れた論文が掲載されている。だが、どの知見が重要なのか、またどの論文を読むべきなのかの判断は難しい。こんなときは、新聞と同じようにして重要なものを見つけるとよい。

どの雑誌にも出てくるようなものは重要性が高いと考えられる

　最近、この薬物や物質、機器などの名前をよく見かけると思ったら、その事項は重要なものと考えていい。これは、雑誌を読まなくても、目次をパラパラめくるだけでも見当がつく。

"Editorial"で取り上げられた注目論文を読もう

　「Anesthesiology」誌なら"This month in anesthesiology"や、"Most viewed"や"Most cited"を読むと、現在注目されている論文や知見などを知ることができる。

　また、"Editorial"で取り上げられた論文は、話題性が高かったり、重要なものであったりすることが多い。"Editorial"を読むことで、取り上げられた論文だけでなく、現在の医療における位置づけや全体像もとらえやすくなる。

論文の読み方を間違えれば迷い道に入る
How to read the journal articles

　論文の読み方は難しい。論文を読む目的にもよる。概括的な情報を得たいのか、自分の研究をサポートしたり、あるいは自分の研究結果と異なる場合には、どこに違いがあるのかを知りたいのかによっても、読む論文やその読み方も異なってくる。個人的に読むのならまだしも、査読となると、雑誌の質や信用にも関わりがあるので責任は重大である。今まで用いられてこなかった手法であったり、結果がまったく新しいものであったり、過去のものと異なることもある。査読では知識を習得するというよりは、その知見がどれだけ真実に近づいているかを見抜く力が求められるので、これは上級編となる。

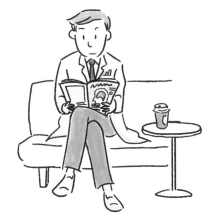

論文を普通に読むとすれば、以下のようにするのがよい。

①まずはabstractを読んで、研究の全体像をつかむ。もし、そこで興味をひかれなかったら、論文を読み進めなくてもよい。興味をひかれたら、以下のように読む。

②「Anesthesiology」誌であれば、各論文につけられた"Editor's perspective"の中で述べられている、"この話題についてこれまで知られていること"や、"この論文にある新規の知見"を読むと、論文の位置づけがわかる。

③次に、Introductionを読む。研究で証明しようとしている仮説が興味深いものであるか、適切なものであるかを判断する必要がある。

④次に、Methods and Materialsを読む。仮説を証明するのにふさわしい方法論や対象が選ばれているかを知る必要がある。論文のevidenceとしての評価は、evidence-based medicineの定めるところとなる。統計法にも注意する必要がある。単に有意差だけでなく、検出力（power）にも注意を払う必要がある。また、検査などの場合は、陽性適中率や陰性適中率などにも注意する。たとえ、検査が陽性であっても、それを当てはめる対象によっては陽性適中率が低い場合などがあるからである。

⑤Resultsも注意深く読む。たとえば、「50％の減少」といった表現があっても、絶対値の50％低下なのか、比率としての低下なのかを注意して読む必要がある。たとえば、対照群の死亡率は10％、治療群の死亡率が5％であったとき、それを5％の減少としてとるか、50％の減少として表現するかにより印象も大きく変わってくる。特に論文を孫引きしたりして、単にこの％だけが独り歩きすることがあるので注意する。

⑥DiscussionやConclusionは、仮説や結果に基づいたものであるのかに注意する。Discussionの部分では、その研究の強みやlimitationsについても述べられているので、研究の評価をする場合にはよく頭に入れておく。Discussionの中で、過去の研究との違いなどが示されていれば、Referenceを当たってその論文も読んでみるとよい。

　まずは、手元にある雑誌を手にとってパラパラとめくってみよう。インターネットでbrowseしてもよい。それが学ぶことの第一歩である。

教科書は読むもの。調べるものではない
Read the textbooks.

　教科書の知識は既に何年も前のものであり、最新のものは学べないと書いた。しかし、教科書を読むことにより、学問の体系を知ることができる。何よりも、ものの考え方を学ぶことができる。教科書は調べるだけのものではないことは理解してほしい。

　優れた教科書は、体系的な知識を提供し、ものの考え方について教えてくれるものである。最新の知識を学ぶにしても、その前提にある基礎知識を持っている必要がある。教科書は定評のあるものを選ぶのがよい。そのほかの見わけ方としては、版を重ねているものである。版を重ねているものは、それだけ新しい知識が入っていることを意味する。また、お勧めするのは厚い教科書である。分量があれば、基礎から臨床、議論があるものまで詳細に記載されている。その領域の歴史的背景や、基礎医学的な事項も理解できる。わざわざ、基礎医学の教科書に戻らなくても重要な基本的知識を得ることができる。

　私自身の書庫を見ても、『Miller's Anesthesia』、Barashの『Clinical Anesthesia』など麻酔全般にわたるもの、Cotéの『Practice of Anesthesia for Infants and Children』、『Kaplan's Cardiac Anesthesia』、『Stoelting's Anesthesia and Co-existing disease』、『Cottrell and Patel's Neuroanesthesia』など各麻酔科領域の専門書や、『Nunn's Applied Respiratory Physiology』などの専門書がある。いずれも名著であり、版を重ねている。また、教科書の最初に、その著者の名前がついていることから、その名前を言っただけでどの本かもわかるはずである。『Miller's Anesthesia』にしても、私は米国の専門医試験前には少なくとも2回は通読した。現在でも新しい版が出れば、折に触れて読むようにしている。最近は、インターネット上から教科書の電子版をダウンロードもできる。読むほか、検索機能を活用できるので、横断的に学びやすくなった。

　こうした優れた教科書との出会いと学習は、知識の強固な基盤となる。自分の担当症例やカンファレンスで提示されるような症例についても、その都度、教科書を読み、論文で最新の知識を得るようにすれば、単なる知識から経験に裏づけられた知恵へと変わっていく。

The American Board of Anesthesiology
(ABA) の専門医認定証

Consultant in Anesthesiology として認められ
ている。

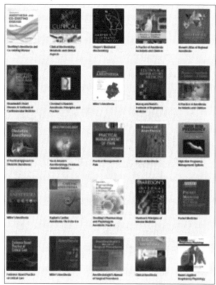

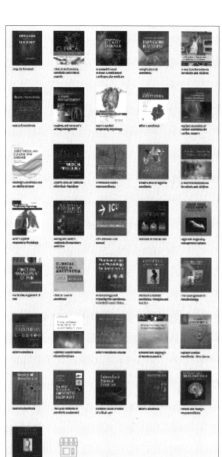

医師向け電子書籍サービスの Expert-
Consult (左) と Inkling Library (右) の
My page 画面

よく活用する教科書が入っている。他の出版
社のものは残念ながら別のフォルダーになる。

1例1例を大切に学ぶこと

Make notes.

　臨床麻酔を学ぶ上で最も重要なことは、担当した1例1例を大切にすることである。他の人の症例も、自分のものとして学ぶことも重要である。日本で麻酔科研修医をしていた頃からMGHのレジデントまでを通じて、1例ごとにノートを作成し

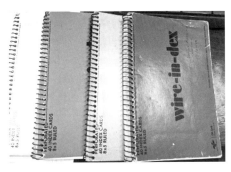

自分が担当した心臓麻酔症例を
記録したノート

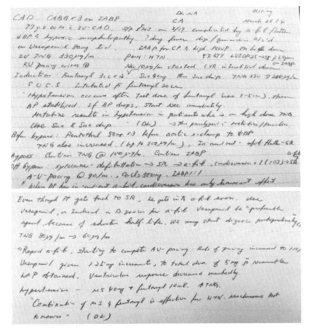

大動脈内バルーンパンピング（IABP）使用中の患者の3枝バイパスの麻酔ノート

術前評価から、麻酔導入、麻酔中、術後経過についてまとめてある。人工心肺終了後には心房細動となっているが、その対応についてattendingから教わったことが書いてある。ノートの右上は指導してくれたattendingやフェロー、そして術者のイニシャルである。

こうして見返すと、現在なら別の薬物や対処法をとると考えられる。以前の症例を新しい症例として生まれ変わらせることができる。経験したものを、新しいものに書き換えていくことで進歩することができる。

ていた。帰宅してからまとめるので、自分の記憶が頼りである。不十分であるという欠点はあるが、重要な点や印象に残った点をまとめるという利点もある。それぞれの症例の問題点や、attendingから教わったこと、自分自身で教科書や論文から学んだことをノートに残してきた。その積み重ねが経験として蓄積される。

症例に当たったら、予習をし、そして復習をする必要がある。日常の努力が、やがて実を結ぶのである。

言葉で教えられるようになろう
Try to verbalize.

麻酔科医初期の頃のトレーニングは、まず実践で技術を身につけ、判断力を磨くことが中心になる。自分で判断して、すぐに行動できるようにする必要がある。しかし、その役割に「指導」が入ってくると、言葉で表現をすることが重要になってくる。まず、行動を言葉で表現できなければならない。鑑別診断や治療についても、言葉で教える必要がある。そのために、学んだことを普段からノートなどにつけ、麻酔科学や周術期管理について言葉として教える能力を身につけておく必要がある。

他の人から学ぼう。人はみな師匠
See what others do.

何事も経験は重要である。少しでも経験を積むため、時間が許す限りほかの人の症例を手伝いにいくことを勧める。病院は実地で医学を学ぶところであり、本でものを学ぶところではない。本は電車の中でも、家でも読むことができる。病院では、病院でしかできないことを学ぶべきである。

人のやっている麻酔から学ぶことは多い。麻酔をしているのが上級者であれば、良いものを見て学ぶことができる。上手な人のやっていることを見て学ぶことは多いのだが、日常の麻酔の臨床では、意外とこのような機会は少ない。しかし、自分と同じレベルの人の麻酔を見るのも参考になる。自分と同じような失敗をしたり、

注意をされていたりするのを見ることにより、学ぶことができる。「人の振り見て、我が振り直せ」である。ライバル心にも火がつき、意欲がさらに増すかもしれない。その人がしたいこと、できないこともわかるであろう。そうしたら、その人の一歩先を読み、手伝ってあげるとよい。

　麻酔担当者は、時に「頭が真っ白」になって、しっかりとした判断をできなかったり、全体像が把握できていなかったりすることがある。的確に手伝えば感謝もされるし、自分の勉強にもなる。これは、将来、自分がattendingになったとき、どのように学習者を助けたらよいかというトレーニングにもなる。上級者が初心者を教えているところを見てもよい。自分自身の勉強にもなるし、教え方を学ぶこともできる。上手に教えるというのは、誠に難しいものである。このように、どのような麻酔を見ることでも、多くのことを学ぶことができる。

効率的に学ぼう
Do you want to learn it hard way or easy way?

　ものの学び方にも、いろいろとある。学ぶのに、非常に苦労する事柄がある。やってはいけないことを、悪い結果を招いてから学ぶことがある。日本語で言えば、高い勉強料を払うということだろうか。さんざん、試行錯誤して結果にたどり着くこともある。これは、hard wayでの学び方である。医療となると、患者に不利益をもたらしたり、害を及ぼしたりする可能性があることを忘れてはならない。重大な結果を招く前に、それを阻止する必要がある。他人の失敗から学ぶことも重要である。

　先輩たちはいろいろなことを苦労して学んでいる。後輩は、先輩や先生から教訓を学べば、そんなに苦労をせずに同じことを学べるはずである。教えられたことに納得できなかったり、不満を持ったりすることもあるかもしれない。だが、open mindで、その教えをまずは受け止めることが重要である。教えられたこと、他人の失敗から学ぶことで、学習効率が上がる。それでできた時間や心の余裕で、さらに新しいことを学べるはずである。学ぶ過程そのものから学ぶことも多い。

　私が多くの本を書くのは、私が苦労して学んだことを、ほかの人がより短時間に

多くのことを学べるようにしたいと願うからである。そういった意味では、私自身はhard wayで学ぶタイプかもしれない。

　容易に学び、余った力で次の新しいことを学んだほうがよほど効率的であり、成果も上がる。シミュレーション教育の発展で、周術期に起こりうる様々な状況への対応を学べる環境ができることが望ましい。

見て、やって、教えて
See one, do one, teach one.

　「見て、やって、教えて」は、外科のトレーニングでよく用いられる言葉であるが、麻酔にも同じことが言える。まず、人がやっているのを観察して、次に自分でやってみて、そして教えてみて会得するという学習方法である。

　まず、人がやっていることを「よく観察する」ことが重要である。このとき、漫然と見ていたのでは学べない。事前に学習して、何がキーポイントなのかを知っていないと十分な観察もできない。

　次は自分で「やってみる」こと。見るのと、実際に手を動かしてやるのとは異なる。数をこなす必要もある。これを患者相手にすることは、医療の質を下げる可能性もある。最近、広く行われるようになったシミュレータを用いた教育は、このやってみる部分の精度を上げることにつながる。

　そして、最後は「教えてみる」。いざ、教えようとすると、うまく教えられないことにしばしば気づく。手技を理解しているだけでなく、verbalizeできるか、つまり言葉で教えることができるかがポイントになる。これは、専門医に求められる能力である。理論まで教えようとして、わかりやすく教えられなかったり、教わる側からの質問に答えられなかったりすることもある。教えることは、自分にとっても最大の教育である。教えるためには、学習者の何倍もの勉強をする必要がある。

最悪のシナリオに備えよ
Imagine the sequence in detail.

　日常生活においても、医療においても、そしてもちろん麻酔においても、イマジネーション（想像力）は大切である。1つのことからどこまで類推し、そのために必要な準備をし、行動を起こすかにより、麻酔の質が変わってくる。麻酔管理が改善するだけでなく、自分の時間的余裕にもつながる。

　1つのことを聞いたとき、あるいは知ったとき、いくつのシナリオを描けるかが勝負の決め手となる。普通の経過と、最悪の経過（worst case scenario）の2つくら

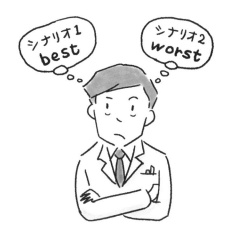

いのシナリオはつくれるようにしておきたいものである。シナリオとは、一連の思考や動作の流れである。

　たとえば、血液を連続して吸引しているような音がしたとする。当然、術野を見るであろう。そして、かなりの出血量があるとしたときに、どのような行動をとるであろうか。外科医に術野の出血や、手術の進行状況を質問したりするだろう。止血の容易さや、止血の見込みも聞くだろう。輸液速度を速めながら、看護師に出血量の確認を行うだろう。血圧をすぐに測定するだろう。

　最良のシナリオは、血圧もさほど低下しておらず、止血もすぐにでき、急速輸液ですむというものであろう。最悪のシナリオは、止血は難しく、血圧も低下、さらに心筋虚血が起こる、心停止となるといったものかもしれない。最悪のシナリオになっていないかの確認をする必要がある。

　血圧が低下していれば、麻酔薬投与量を減らす必要があるかもしれない。呼気終末二酸化炭素分圧が低下していれば、循環血液量減少と心拍出量の減少も疑われる。出血が相当な速度であれば、応援を要請する必要があるかもしれない。輸血が必要かの判断をするには、患者の年齢、術前状態やヘモグロビン値、期待できる造血能などの理解がなければならないし、輸血部にどれだけの血液製剤があるかも

知っていなければならない。

　危機的状況だけではなく、「癒着がひどいな」といった外科医のちょっとした一言から将来のリスクを予測することも重要である。いかなるモニターを用いても未来の予測は難しい。それは、患者や手術、手術室外の状況（検査、輸血など）を知っている麻酔科医だけができることなのである。

まず人として、そして医師として、それから専門医として
Be a good man first, then a physician, finally a specialist.

　MGH麻酔科のチーフであったDr. Kitzに言われた言葉である。まず、私たちは人として立派でなければならない。その人格の上に、医師としての修練を積む必要がある。医師として確立されたものの上に、専門医は成り立つ。

　よく「腕はいいけれど人が悪い外科医と、腕は落ちるけれど人が好い外科医のどちらがいい？」という質問がなされる。まず、この質問自体がナンセンスと思わなければならない。高い人格を持ち、医師としての総合的な能力を持ち、さらに専門的なトレーニングを積んだ者が専門医なのである。人なくして、技量はない。

学問に王道なし
There is no royal road to learning.

　誰しも自分の専門領域を選んだ以上、質の高い医療を提供できる専門医になりたいと望むであろう。立派な専門医になろうと思ったら、日々、トレーニングを積み重ねるしかない。1例1例を大切にすることである。麻酔担当が決まれば、その患者にまつわる因子を十分に学習し、検討する。マニュアルではなく、しっかりとした教科書や論文で学ぶべきである。そして、麻酔計画を含む周術期管理計画を立てる。想定される状況にしたがって、プランA、プランB、プランCというように何段階にもわたって計画を立てることが望ましい。そして、実際に麻酔をしてみて、学ぶ。良い指導者に恵まれれば、より多くのことが学べるであろう。

良い指導者とは、学習のモチベーションを高めてくれる人でもある。学びは決して受け身であってはならない。自分で学んだこと、考えたことを基に質問して学ぶようにしなければならない。実際に患者の麻酔をして、失敗して、学ぶことも多い。麻酔が終了したら、何が問題だったかについて反省し、復習する。患者を術後に診て、また学ぶ。とにかく、その繰り返しである。

　こうして1例1例から多くのことが学べるのだから、経験する症例数が多いほど、多く学べる。量の差が質の差となって表れてくるのである。

専門医試験は麻酔科学を学び直す良い機会と考えよ
It is a good opportunity to learn anesthesiology systematically.

　麻酔科医になった以上、やはり専門医はめざすべきである。さらに集中治療や、ペインクリニックなどサブスペシャルティ領域についての知識を得、トレーニングを積むことで幅の広い麻酔科医になることができる。

　試験が好きな人は稀であろう。試験を受けるにはプレッシャーがある。だが、しっかりと4年間トレーニングをすれば、専門医試験合格はそれほど難しいことではない。

　専門医試験の合格をめざすのはもちろんだが、麻酔科学や関連領域全般を学び直すことを目標に置くのがよい。麻酔科学の学問的体系をしっかりと身に着けるためには、Millerの教科書などを読むとよい。私は、いつも「せめてMillerくらいは読んでほしい」と言っている。麻酔科の領域を見れば、心臓麻酔にしろ、産科麻酔にしろ、小児麻酔にしろ、Millerの教科書1冊分くらいの分量の教科書がある。自分が興味ある領域であれば、ぜひそこまで教科書を読んでほしいと思う。

　普段自分が実践していることを、言葉に出して説明できるようにするというトレーニングも必要である。言葉にできるということは、自分自身の行動を分析できているということである。当然、そのための理論も理解している必要がある。術前診察や外科医や看護師、臨床工学技士とのコミュニケーション、トラブルが起きた場合や意見が合わない場合の説得なども日常的にしていることである。専門医試験の準備は、日常のそうした活動を頭の中でまとめ上げる作業と言ってもよい。

試験と言って後ろ向きの気持ちにならず、ぜひ、前向きに準備をしてもらいたいと思う。

知識と判断力、技術を身につけよ
Master the three domains！ Knowledge, judgement and skills.

　日本の専門医試験は筆記試験、口頭試験、実技試験の３つの試験から成り立っている。口頭試験や実技試験で合否判定が難しければ、実際に受験者が麻酔をしているところに試験官が赴くという実地試験がある。

　それぞれの試験で、試される領域、ドメインが異なっている。筆記試験は、基礎医学から臨床まで広い範囲にわたっての深い知識がチェックされる。一部、シナリオ的な問題では、判断力についてもチェックされる。

　口頭試験は、与えられた症例の持つ問題点の分析、それに対する対処法、危機管理など、判断力がチェックされる。なぜ、その麻酔方法を選択したか、なぜその薬物を選択したかといった理由を、しっかりと説明できることが求められる。そこで、自信のない態度で回答すれば、頼りない麻酔科医ということで不合格となる可能性がある。また、ちゃんと知らないこと、わからないことを自信満々で答えれば、危険な対応をしかねない麻酔科医ということで不合格となることがある。患者や外科医とのコミュニケーション能力、ノンテクニカルスキルも要求される。

　実技試験では、日々実施する手技を安全、確実に行えるかをチェックされる。手技に伴う合併症回避も重要であるが、合併症が発生した場合の診断や対応について質問されることもある。しっかりとしたトレーニングプログラムであれば、専門医試験に出題されるような手技はすべてマスターできているはずである。

単に合格することより上をめざせ
It is not difficult to pass the written examination.

　筆記試験の合格の早道は、過去問をしっかりと解いて、A問題で高得点をとることである。A問題はいわゆる必須問題と考えられ、何度も似たような問題（選択肢）が出されている。新作問題であるB問題の正答率は、A問題と比べて低いのが一般的である。A問題の正答率が90%、B問題の正答率は50〜60%である。

　合格のためには、過去問を解くのがよい。しかし、筆記試験を含め、専門医試験を受けることは、麻酔科学や関連領域について体系的に学ぶ良い機会である。試験に合格すればよいが、試験に合格することがすべてではないと思う。専門医にはコンサルタントとしての役目がある。過去問が解けるだけでは、コンサルタントにはなれない。

口頭試験では接遇も大切
First impression is determined in 15 seconds.

　専門医試験では、その人物がコンサルタントとして機能できるかが重要なポイントである。服装や接遇も重要である。第一印象は最初の15秒で決まると言う。良い印象を与えるような服装、丁寧なお辞儀と晴れやかな声での挨拶などで試験官に好印象を与えられる。口頭試験ではなかなか笑顔というわけにはいかないが、少なくとも不安げな顔をしてはならない。試験官にすれば、その人物が信用するに足るのかを見きわめようとしている。入室するときだけでなく、退室するときの挨拶や態度にも注意しよう。

　口頭試験だけでなく、日常の術前診察でも同様である。手術を前に不安を感じている患者に、いかに安心感を与えられるかということは、きわめて重要である。「この人になら、麻酔をしてもらってよい」、極端には「自分の命を任せてもよい」と思ってもらわなければならない。

質問に質問で返してはならない
Do not answer the question with a question.

　口頭試験で質問されたときに、質問をし返してはならない。質問に対しては、答えが求められているのである。事前に渡される症例データについて詳細が記載されていなければ、詳細は無視をしてもよいことが前提となっているのである。

わからなければ「わからない」と答えよ
Don't hesitate to say "I don't know".

　質問されて答えがわからなければ、「わからない」と答えればよい。いい加減なことを答えると、知らないことについて、いい加減な対応をする医師だと受け取られてしまう。さらに突っ込んだ質問をされるのが落ちである。その結果、ますます深みにはまることになる。

　答えがわからなければ、「わかりません」「知りません」と答えればよい。「麻酔をする前に本で調べます」と追加して答えてもよい。意地悪な試験官ならば、「探している本はそばにありません」と、さらに突っ込んでくるかもしれないが……。ただ、あまり「わかりません」を連発すれば、合格が難しくなるのは当然のことである。

選択の理由が述べられるようにする
You have to explain why you select the method.

　麻酔法にしろ、薬物にしろ、それを選択した理由が述べられるようにする。また、それに関してEBMがあれば、それも答えられるようにしておく。代表的な論文を挙げてもよいが、あまり時間をとりすぎると、すべての質問に答える時間がなくなってしまう。麻酔には合併症があり、薬物には副作用がある。それに対して、どのように対応するかを答えられるようにしておく。常に、リスクとベネフィットを考えて、最良のものを選ぶようにする。

最も印象を悪くするのは、試験官に突っ込まれて、ふらふらと答えを変えてしまうことであり、大きく信頼を損なうことになる。

生涯学習なくして未来はない
Lifelong education is essential to survive as a physician.

　研修医の頃は、みなが教えてくれる。しかし、いったん専門医となると、人に教えてもらう機会は少なくなる。自分で学ぶしかない。学会やインターネットなどで講演を聴くことでも学習できるだろう。受け身で講義を聴くのではなく、講義を聴いて、それをきっかけに深く学ぶようにしなければならない。学会などで発表しようと思ったら、自分の発表に関して大変な勉強をしなければならない。

　生涯学習を怠れば、どんどんと時代に取り残され、古臭い概念に基づいた周術期管理をすることになってしまう。専門医は単に自分自身の技量や知識を最新のものとするだけでなく、後進を育て、未来につなげることも重要である。人を教えることも、自分の学習になる。

3 教育・トレーニング

良い教育のためには相互のフィードバックが重要
Elements of good education include interactive learning and constant feedback.

　教育やトレーニングにとって最も重要なのは、目標を持って意欲的に学習する学習者である。本人が高いモチベーションを持たなければ、成長はない。また、学習者を指導する教官も重要である。教育者は学習者の意欲を高め、有用な情報を与える必要があり、学習者の良いrole modelである必要もある。良い学習環境も必要である。麻酔科で言えば、豊富でバラエティに富んだ症例数や、学習のための時間的ゆとり、教科書や文献へのアクセスや、学術集会や講演会への参加ということになる。学会だけでなく、医局単位で行われる発表会や講演会も重要である。教育者、教育に必要なハードウェアやソフトウェア(教育プログラム)、学習教材(医療で言えば患者)などのresourceが十分に備わっていなければならない。

　教育者と学習者を有機的に結び付けるのが相互評価とフィードバックである。目標を定めて、その達成度から評価を行い、悪い点は改善する、良い点はさらに伸ばすというサイクルが形成される必要がある。修練施設内における評価だけではなく、学会全体の標準(到達目標)や世界的な標準、ベンチマークとの比較も重要である。

　新専門医制度では、トレーニング途中の形成的評価、最終判定をするための総括的評価、そして専門医試験という枠組みができたが、どれほどの実効力を持っているかはまだ明らかではない。

正しく基本を学ぶことはすべての礎に
Tutorial weeks grow you up.

　マサチューセッツ総合病院 (Massachusetts General Hospital；MGH) の麻酔科レジデントの4週間はtutorial期間である。2週間ずつ、専属のtutor (attending) がついて1日中指導をしてくれる。初日、入職のための諸手続きを終え、午後は2時間ほどのpretestが行われ、翌日の手術スケジュールを渡される。Tutorial期間中に聴講しておくべき10数本のカセットテープとテキスト、カセットテープレコーダーが渡された。1カ月後のpost-testへの準備も必要である。

　多くのtuteeは、最初の1カ月は泌尿器科手術の麻酔を担当する。1カ月目の技術的目標の中心は気道管理、特にバッグ・マスクによる気道管理である。30分〜1時間の経尿道的手術を1日に5〜6例担当するのが普通である。夜、家に帰って腕の筋肉痛を覚えることも稀ではない。最初の2週間は、朝の麻酔準備から夕方の術前回診まで、tutorが文字通りつきっきりで指導してくれる。麻酔濃度の調節から輸液の調節まで、事細かに指導を受ける。

　次の2週間は、tuteeにも少し自由度が出てくる。自分で気化器の調節をすることもできる。術中もtutorは5〜10分間くらいは手術室の外に出て様子を見ている時間もある。術前回診も1人で行くが、終了したらtutorに症例について報告し、翌日の麻酔計画を述べて、その内容を議論する。たかが手術予定時間が15分くらいの症例でも、質疑応答に同じくらいの時間がかかることもある。自分がなぜその麻酔管理方針としたかについて、理論的に説明しなければならない。これで1日の病院での仕事は終わりであるが、tutorial期間にはreading assignmentもあるし、聴いておくべき10数回分の講義の録音も渡されるので、夜の学習も欠かせない。

　On callは月に5〜6日くらいある。私は12月27日にBostonに到着、1月2日にresidencyを開始したが、1月4日にはon callが入っていた。普通のレジデントは、on callの翌日朝7時にはoff dutyとなり帰宅できるが、tuteeは最大限に症例を担当できるようにon call翌日も通常通り勤務する。その代わり、on callの日も、麻酔を担当するのは午前0時までと決められており、on call roomで休むことができる。Tutorial weekの4週間、びっちりと麻酔をし続けることになる。症例数は数えなかったが、1カ月で100例程度の麻酔は経験することになる。

Tutorとの1カ月はハネムーンのようなもの
Daily life in the first tutorial month

Tutorial week期間の初日は非常に緊張して手術室に向かったことを覚えている。午前7時前には担当する手術室に行って麻酔の準備を開始する。Tutorも7時には現れて自己紹介。私のtutorはインド出身のSunderであった。「アメリカに来てインド人に教わるとは思っていなかっただろう」と笑っていた。Sunderには、その後もずっと世話になることになる。

麻酔の始業点検から、薬物準備まで指導してくれる。それまで、これほどきっちりと手順通りに麻酔器の始業点検をしたことはなかった。そして手術室内の薬局に行き、その日の症例に使うであろう麻薬を専属の薬剤師からもらってくる。患者は既に他のレジデントが前日に診察してくれているので、カルテ(当時のことだから当然、紙カルテ)を参照し、tutorと一緒に患者さんに自己紹介して、簡単な面接と身体所見をとる。

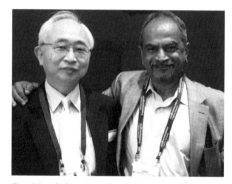

Dr. Neelakantan Sunder
私の最初のtutorであるとともに、mentor、そして生涯の友人でもある。

Tutorと2人で麻酔計画やその理由について話をして、いよいよ麻酔開始となる。

Tuteeは、基本的には麻酔経験がないものとして扱われる。Tutorが静脈麻酔薬で導入し、マスク換気がtuteeの最初の仕事である。術中の麻酔薬の調節などはすべてtutorがしてくれる。手術が終了し、患者が覚醒したら麻酔後回復室 (postanesthesia care unit ; PACU) に患者を送り届ける。そこでPACUの担当看護師に、患者の術前の主な問題、前投薬、麻酔および術中経過、輸液バランス、今後起こりうる問題についてhandoverする。Handoverについては別項目(**132頁**参照)で述べる。

手術室に戻れば、ordary (オーダリー)により新しい麻酔回路が取り付けられ、請求した薬物も届いている。そして、次の症例のための麻酔準備。1日が、その繰り

返しである。泌尿器科手術、特に経尿道的手術では、ほとんどすべての症例がバッグ・マスク管理である。高齢の肥満した患者のバッグ・マスク管理は容易ではない。夜になって手がつるようなこともしばしばあった。

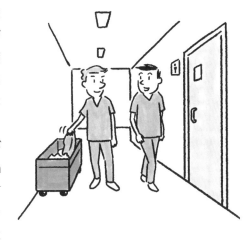

　午前10時くらいになると、交代者が来て、tutorと一緒に15分ほどのtea breakを与えられる。Tutorと2人してトイレで用を足し、ラウンジでクラッカーにたっぷりのピーナッツバターとブルーベリージャムをつけたものをいくつかほおばり、コーヒーや紅茶で流し込む。最初の頃は、なんで米国に来たのか、日本の生活と何が違うのかと、周りのレジデントからもいろいろと話しかけられた。

　手術室での麻酔に戻り、昼頃、症例の切りがよいところでlunch breakを与えられる。またtutorと一緒にトイレに行き、ラウンジでランチ。私は手作りのサンドイッチが主であった。あるとき、お弁当がおにぎりだったときは、人がたくさん寄ってきて、それはなんだ、その黒いラッピング（海苔のこと）はなんだ、中には何が入っているんだと大騒ぎとなった。それ以来、ランチはサンドイッチとすることにした。

　On callでなければ多くの場合、午後4時か5時には、担当症例が終了する。手術室で過ごす1日のうち、tutorが離れることは片時もないが、それからtutorと次の日のラウンドに行く。翌日の入院などがあれば、ラウンドも少なくて済むが運が悪ければ5人くらいの術前ラウンドをすることになる。高齢で動脈硬化があり、冠動脈バイパスに頚動脈手術を受けている患者などにあたると、過去数十年分の10cmくらいの厚さのカルテを読むことになる。私は、日本人ということもあり、最初の1週間はtutorが主となって患者に説明してもらい、見本を見せてもらっていた。それから、術前カルテの記載の指導もしてもらった。

　毎日、ぐったりして帰宅したものだった。そして、次の日の患者や術式についての勉強と麻酔計画を立てる。

こうして1週間が過ぎ、2週目は少し独り立ちする。麻酔薬の調整もさせてくれるし、それが間違っていれば指導してくれる。術前ラウンドも1人で行くようになる。思ったようにうまく説明できずがっかりすることも多いが、何とか承諾書にサインを貰うことができてホッとしたものだった。問題はそれからである。既に帰宅しているtutorに電話して、術前回診した全症例についてプレゼンテーションし、麻酔計画を説明した後、教育的な指導を受ける。そのため、全症例についてのメモを手元に置いておく必要があった。

　後半の2週間となると、tutorが交代する。期間は2週間と同じであるが、少しtutorから離れて行動するようになる。手術中も短い間だが、1人にさせられる。もっともtutorは部屋のすぐ外にいて、手術室内をのぞいたりしているのだが。私の2人目のtutorからは、reading assignmentとして1冊の本が与えられた。カリフォルニア大学サンフランシスコ校(University of California, San Francisco；UCSF)の症例検討の本であった。そのほかに、post-testに備えて与えられた教材の学習もあったので、2週間で読み終えるのは決して楽ではなかった。

　Tutorとtuteeの人間的な結びつきは否が応でも強くなる。あれから40年経った今でも、個人的な付き合いが続いている。

プロが教える麻酔器・診療機器管理
Medical engineers teach us the basics of anesthesia machine and monitoring devices.

　Medical engineer(ME、clinical engineer；CE)は、私にとって常に近い存在であった。三井記念病院の研修医時代には、人工心肺の管理や、集中治療室における人工呼吸管理などについていろいろと教わった。当時の小野哲章MEサービス技師部長は、工学博士の資格も持ち、モニタリングを含む様々な医療機器分野で指導的な役割を果たしていた。医療機器の理論的なことについても、MEさん達から教わった。

　MGHでのレジデントの最初の1週間のうち3日ほどは、ME室でランチをとりながら講義を聴く時間が設けられていた。広いME室内には、様々な点検中の医療機械が置かれ、麻酔器は天井に釣り上げての点検までできるようになっていた。そこ

で、麻酔器やモニター機器、人工呼吸器の使用法や注意点について教わる。麻酔器の構造を理解できるようにと、比較的単純な麻酔器を自分たちで分解してみる。圧トランスデューサを設定し、較正の方法、固有周波数の測定法、共振や減衰の圧波形や測定値への影響などについて手を動かして学ぶ。心電図の診断モードや、モニターモードなどについてフィルターの持つ影響について学ぶ。実用的であるとともに、理論的な背景についても教育してくれる。

　心臓麻酔のフェローになったときには、心臓外科専属のMEさん（pump technician）に指導してもらいながら、人工心肺の組み立てを行った。人工心肺の原理を知ることにより、トラブルシューティングもできるようになる。人工心肺を用いた心臓手術では、MEさんが片付けをしている間、麻酔科フェローは人工心肺を用いて返血を行ったりする。

　私は心臓麻酔をする機会がレジデント、フェロー、スタッフとして多かったが、人工心肺中の多くの時間はMEさんの後ろにいて人工心肺の操作をみていた。灌流圧の調整、血算や電解質の調整なども協力して行うことができるというメリットもある。

　臨床工学技士室の室長も大学で長く務めたが、強く感じたのはMEさんたちが、いかに医療の安全に寄与しているかということであった。

チュートリアルが終わったら自由度がアップ
What are you waiting for?

　1カ月のtutorial期間が終わると、別のローテーションに回される。私の場合は、一般外科の麻酔であった。そこで主に担当するのは、外科のchiefレジデントが仕切る手術である。外科のレジデントserviceもEastとWestに分かれており、当直も1日おきにやっている。レジデントが手術をするので手術時間も長かった。鼠経ヘルニア根治術や胆嚢摘出術が3時間かかるのも珍しいことではなかった。一方、外科のserviceにもprivate serviceがある。こちらはHarvardのassociate professorやprofessorのタイトルも持つスタッフが、自分のお抱えのscrub nurseを従えて手術をする。Scrub nurseは外科医の外来に出て患者の術前情報もよく理解

している。個人の病院外にofficeを構え、MGHだけでなく、他のHarvard affili-ated hospitalなど、自分が診療できる病院で手術をしている。助手にもMGHのフェローレベルがつく。高度な手術でも比較的短時間に終わる。膵頭十二指腸切除術や肝切除術などでも、1日に軽々と2例はこなしてしまう。レジデントserviceとprivate serviceでは、患者層も異なる。後者は当然、富裕層である。米国では、お金の差が医療の差につながることを実感したときでもあった。

さて、2カ月目となるとレジデントの自由度も大きくなるが、術前のattendingとの討議は大変であった。私たちレジデントが麻酔のinduction roomで、血圧カフや心電図パッド装着などモニタリングの準備をしたり、静脈路を確保している間、指導医 (attending) はずっとその患者のカルテを読んでいる。そして、麻酔計画について質問され、その理由などを説明させられる。このディスカッションが終わらないと先へは進めない。お互いに納得したところで、患者をinduction roomから、その隣の手術室へ移動する。Attendingは通常、2部屋のsupervisorをしているので、麻酔中も1人になることが多い。

Attendingはついていてくれるが、レジデントに導入や維持のための麻酔薬投与も任される。日本で研修をしているときに同じように麻酔管理を任され、1カ月目の手取り足取りの指導との違いに驚いたものである。手術が終了して患者も覚醒した後、tutorial期間には1人で抜管することなどなかったので、attendingが来るのを待ったが、いっこうに来る気配がない。今のように皆がPHSを持っているわけではないので呼び出すわけにもいかない。そのうちに看護師に、「What are you waiting for?」と言われ、「attendingが来ないので」と答えたら、「さっさと抜管しなさい」と言われて抜管した。そのまま、患者をPACUへと移送した。手術室に戻り、attendingに抜管してPACUへ移送したことを伝えると、ごく普通に「Thank you. Is he OK?」と言われただけだった。

1カ月のマンツーマンのtutorialの意義はこういうことなのだと悟った次第である。

Tutorは楽じゃない
Tutoring is not an easy job.

　当時のMGHの麻酔科では、年間25名のレジデントが採用されていた。レジデント1名につき2名のtutorが必要になるので、年間50名のstaffがtutorを務めることになる。Staffになった私にも、その順番がやってきた。しかも、最初の2週間の担当である。

　最低限、私がしてもらったように教えようと思った。朝から夜まで、手術室でも、トイレでも、ラウンジでも、病棟でも一緒に過ごした。最初の2週間は麻酔だけでなく、事務作業まで含めて教えなければならないのが面倒である。楽だったのは、レジデントがnative speakerであり、カルテ記載などは内容チェックだけすればよかったことである。

　何よりも麻酔について教えられなくてはならない。翌日の患者のことを理解し、レジデント以上に勉強することを心掛けた。次の日の想定質問を考え、回答についてしっかりと勉強した。また、tutorialでは、麻酔法、特にバッグ・マスク換気などの気道管理などに関して標準的に麻酔法を教えることが基本である。普段は心臓麻酔だけを指導しているスタッフもtutorialの2週間は、マスク麻酔を基本として教えることになる。こうして、MGHで学ぶ全員に通じる麻酔の基盤が形成されるという重要な利点があった。

　Attendingは土日が休日であるほか、平日1日はnon-clinical dayとして手術室での勤務を免除されている。基礎研究をする人もいれば、アメリカ国立衛生研究所 (National Institutes of Health；NIH) のグラント（助成金）を使用してリサーチナースを使いながら臨床研究をする人もいる。アルバイトは禁止である。私の場合は、non-clinical dayは家で過ごすことにしていた。つまり、週休3日の生活である。しかし、tutorial期間中はnon-clinical dayはなく、連日、tuteeの指導につくことになる。Tutorとなると、原点に復帰する気持ちになったものである。MGHにいる間、3名のレジデントのtutorを務めたが、自分自身が学ぶことも多かった。

プレセプターはレジデントの守護者
The preceptor snuggles up the resident.

MGHの麻酔科レジデントには preceptorが1人つく。Preceptor はレジデント自身で選ぶことができる。私の場合は、心臓麻酔グループのassistant professorである Dr. Robert Schneider (愛称：Bob) にお願いした。Bobはチーフレジデントを務めたこともあり、何度もベストティーチャーに選ばれるような信望のある医師である。

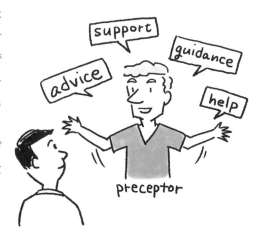

Preceptorは、 なんでも相談に乗ってくれる。私の進路決定にも、いろいろと重要なアドバイスをもらった。心臓麻酔フェローを目指すなら1年目に心臓麻酔のローテーションを回る必要があると教えてくれたのもBobである。

Preceptorには、 担当するレジデントの毎月の成績表が送られ、 成長を見守ってくれている。トレーニングの進捗に問題があれば、レジデントに指導する役目も負っている。悩み事や、将来についての相談事があれば、preceptorのところに行けばよいという安心感がある。

よきロールモデルになろう
Be a role model.

自分自身が成長するためには、目標を持つ必要がある。自分を教えてくれた教官や先輩、あるいは同僚の中にも多くの尊敬する人がいるだろう。その中で、自分がこうなりたいと思う人、こうなれるだろうと思う人が、あなたのロールモデル (role model) である。

MGHでは、1カ月ごとのローテーションでスタッフがレジデントを評価する一方、レジデントもスタッフを評価する。スタッフの評価項目には、「ローテーション中に十分な数の講義を行ったか」、「講義の内容は適切であったか」、「質問に対して丁寧、的確に答えたか」といった教育的な項目、「臨床指導にあたってよく指導をしたか、その内容は適切であったか」といったきめ細かな臨床指導が含まれていた。そのほか、全般的な働きぶりなども評価される。その中に、そのスタッフは自分のrole modelとなるにふさわしいかというものがある。こんなスタッフ、麻酔科医になりたいという目標となりうるかという評価である。

　自分の身の回りを見まわし、role modelを見つけたら、是非その人のまねをすべきである。次の段階は、自分が他の人のrole modelとなることである。

褒め上手、褒められ上手になれ
Encouragement enhances people grow up.

　自分自身の成長において、encouragementが大きな役割を果たしてきたと思う。人間、だれでも褒められればうれしい。うれしいから、もっと褒められるために努力したいと思う。自分自身の規範を持って行動することも重要だが、それを後押ししてくれるのがencouragementである。

　Encouragementとは、勇気づけ、励ましである。日本語の「頑張れ」とは、少しニュアンスが違う気がする。何もないところから励ますことはできない。Encourageするためには、まず本人のmotivationが必要である。そこに、そっと手を添えるようにして、前に進ませるのがencourageである。横で、応援団のごとく、"Hurray, Hurray！"と叫ぶより、ずっと控え目な、さりげない、しかし意味のある言葉や行為である。本人が望んでいることがあれば、それを達成するように道筋を示すことである。

　Encouragementの逆がdiscouragementである。何とか頑張ろうという人に、あれもだめ、これもだめというのでは、人は成長しない。失敗してもよいから、失敗したら、あるいは失敗しそうになったら軌道を修正し、何とか支え、encourageするのがよい。

ファーストネームで呼び合えば関係も親密に
Call me Ed.

　私がMGHに麻酔科レジデントとして留学した時、Professor Edward Lowensteinは特別な存在であった。心臓麻酔グループのチーフであり、モルヒネ大量投与による心臓麻酔の祖であった。モルヒネの大量投与による麻酔があったから、後の大量フェンタニル麻酔や、スフェンタニル麻酔が生まれた。彼はまた、「Anesthesiology」誌のeditor-in-chiefでもあった。その論理的な、隙のない思考は驚異であった。私から見たら、神様のような存在であった。

　そのProfessor Lowensteinとの初めての心臓麻酔では、ずいぶんと緊張したことを思い出す。私は当然のことながら "Professor Lowenstein" と呼びかけた。それに対して彼が返した言葉が "Call me Ed." であった。しかし、なかなかEdとは呼べずに、ついついDr. Lowensteinと呼んでしまったものである。その時に、"We are friends." と言わ
れたことを思い出す。
それは、米国文化に触
れた瞬間でもあった。
尊敬することとは別
に、人間として付き合
うことがその前に存
在することを学んだ
気がする。

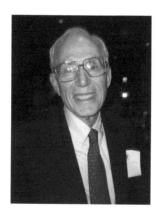

Dr. Edward Lowenstein
心臓麻酔におけるモルヒネ大量麻酔の父。その後の大量オピオイド麻酔への道を拓いた。Harvard Medical SchoolのHenry Isaiah Dorr Distinguished Professor of Research and Teaching in Anaesthetics and Anaesthesiaであり、サバティカルの際に倫理学について学び、Professor of Medical Ethics in the Department of Social Medicineともなった。

ローテーションの明確な目標があってこその形成的評価
Monthly evaluation is a way of feedback.

　レジデントは、ローテーションした部門の責任者からの評価を毎月受ける。そのA4用紙に印刷された評価表は、ローテーションを終えた翌月にメールボックスに、2つに折られホチキス止めして入れられている。そのローテーションで求められて

いる知識、技能、判断力について5段階で評価されるほか、日常の勤務態度や、学習態度も5段階で評価される。ローテーションが終わると、半ば期待し、半ばどきどきしながら評価表を開けたものである。

　心臓麻酔であれば、心血管系疾患や、循環系薬物の薬理、肺動脈カテーテルなどのモニタリングの知識、人工心肺などに関する知識が求められる。判断としては、心筋虚血や不整脈、血圧変化への対応能力が求められる。技術としては、動脈カテーテルや肺動脈カテーテルなどの挿入、経食道心エコー法などの技術が求められる。その評価表やコメントを見て、自分がどのようにするべきかを学ぶことになる。

　同じ部門のローテーションであっても、1回目と2回目では求められる内容や目標が異なっている。泌尿器科の麻酔では、1カ月目は気道確保の基本や脊髄くも膜下麻酔の基本的知識や技量が求められる。経尿道的手術の注意点や、水中毒などについての判断も求められる。2回目のローテーションとなれば、腎臓摘出術、開腹による前立腺摘出術や、膀胱全摘術と回腸導管など侵襲が大きい手術に必要な知識や判断、技量が求められることになる。

　Goal（目標）を達成するための方法として、評価表は重要であるとともに、ローテーションの励みになるものである。

期待度により評価も異なる
Evaluation criteria differ depending on the training stage.

　評価基準は、その人がどのトレーニングステージにあるかにより異なる。研修医になりたての頃に、静脈確保や動脈カテーテル挿入に一発で成功したら、褒められるかもしれない。しかし、半年も1年もした頃に、褒められてもうれしくもないだろう。逆に自分に対する期待度の低さを感じるかもしれない。

　その人のトレーニングステージにより要求される内容が異なっている。同じ手技でもいかにきれいに、短時間にできるかが問題になってくる。プロであったら、人に見られることを意識すべきである。挿管や硬膜外カテーテル挿入にしても、看護師や外科医もみな見ている。その手技を見て、あなたが安心して麻酔管理を任せられる人かどうかが判断されている。

きめ細かい個人別の教育指導が人を飛躍させる
Individual education：role of education committee

　1年に1回、MGHの各ローテーションのチーフのほか、MGHのレジデントが産科麻酔のトレーニングのためにローテーションするBrigham and Women's Hospitalや、 小児麻酔のトレーニングのためにローテーションするBoston Children's Hospitalの教育責任者が集まって、すべてのレジデントの評価を行う。私もそのeducation committeeのメンバーに加えてもらったが、委員会でのきめ細かい評価と教育方針の決定には驚き、感動した。

　1年目から3年目まで在籍している約75名のレジデントは、アルファベット順に名前を読み上げられ、評価が決められていく。ローテーション中のパフォーマンスが不十分であれば、 もう一度同じローテーションが組まれ、 弱点を克服するように指導を強化することが決められる。2年に1人くらいは、MGHのトレーニングにはついていけず、 他のより易しいレジデントプログラムに異動させることも検討される。 逆に、 優れたレジデントの場合には、 その能力をさらに伸ばすための教育方針が立てられる。当時、 最高評価を受けたレジデントDr. Emory Brownは、 その後Harvard大学の教授となり、 米国麻酔科学会（American Society of Anesthesiologists；ASA）でも数々の賞を受賞した。 正しい評価が行われていたことがよくわかる。

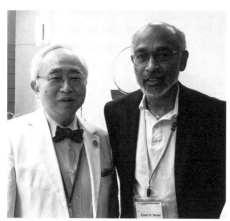

Dr. Emory Brown

MGHレジデント開始2カ月目と一般外科2年目の麻酔のローテーションにおける評価表

評価者はDr. Lebowitz。『MGH麻酔の手引き』第1版の編者である。評価は、最高の1. outstandingから、2. good、3. satisfactory、4. doubtful、5. unsatisfactoryの5段階に分かれている。Satisfactoryは日本語では「満足すべき」と訳されるが、実際の意味は、やるべきことができているという最低レベルの合格評価ということがわかる。

左側の欄には脊髄くも膜下麻酔、硬膜外麻酔、区域麻酔におけるテクニック、薬理学、合併症や合併症への対処、複雑な腹部手術における輸液、心血管作動薬、低血圧麻酔、筋弛緩薬、気道管理、肺手術、フルストマック患者への対応、麻酔の肝機能への影響、麻酔の腎機能への影響などの事項が挙げられている。上段は知識、判断、行動に分類された項目がある。枠内に評価は書かれておらず、「白紙の評価?」と思ったら、下の自由記入欄に③（平均的、satisfactory）の評価がついていた。最低限、やることはやっているけれど、言語的問題があり、能力は判定できないといったところであったろう。技術力はあるし、文化の違いも乗り越え、患者ともうまくやっていると書かれている。しかし、言語能力の問題について記載されている。自分が克服すべき問題がわかるのがありがたい。

右は2年目、2回目のローテーションの評価表であり、高評価を受けている。

Attendingは指導はもちろん、学ぶのも仕事である
Being an attending is a wonderful opportunity to learn things.

　MGHで初めてattendingとなって学んだことは限りない。次の日に自分がattendingとなる担当症例については、レジデントと同じように、前日にカルテを参照した。目的は患者のことを把握することが第一であるが、自分がattendingとして何をレジデントに教えるようにするかのポイントを探すことも重要な目的であった。明日は腎動脈狭窄による高血圧患者の麻酔について教えようと思えば、まず、自分がその勉強をしなければならない。そして、翌日、レジデントに質問しながら、重要ポイントを教えるようにしていた。時には質問されて答えられず、翌日までに調べて答えることもあった。

　Attendingは、レジデントに比べ担当する症例数が多く、そのために経験も豊富になる。レジデントは1日2〜3例の麻酔をするだけだが、attendingであれば2列分、4〜6例の麻酔経験をすることになる。担当するレジデントにより、教育内容も変わってくる。

　よくスタッフは楽だという誤解があるが、attendingは責任もあり、決して楽な仕事ではない。Attendingはレジデントよりも多くを学べる、やり甲斐のある仕事である。

レジデントによる指導者の評価は、指導者を成長させる
Evaluation of staff by residents

　評価されるのはレジデントばかりではない。ある日の夕方に開かれた集会で、レジデントから「スタッフの評価が行われないのはおかしい、評価制度を導入すべきである」という強い意見が出た。その後、しばらくしてスタッフの評価制度が導入された。

　スタッフはローテーションしてきたレジデントにより毎月評価される。どのような講義をしたか、その内容はどうだったか、質問にはよく答えてくれたか、担当症例についてよく教えてくれたか、必要な時にはいてくれたか、一緒に働きやすいか、

role modelとなるかといった項目である。言い換えると、attendingはレジデントを症例に関して懇切丁寧に指導するだけでなく、講義をすることなどが求められていることになる。

　Attendingは、年に1回、その所属麻酔チームとともに教育委員長と、麻酔科チーフ（当時はDr. Kitz）との面談を持ち、そのチームの評価や、教官個人の評価について話をする。所属チームの評価は、ローテーションしたレジデントからの評価を集めたものだけでなく、専門医試験の予備テストとして行われる全国的試験におけるレジデントの成績（問題ごとの正答率）から行われる。例えば、心臓外科に関する個々の問題のMGHのレジデントと全国のレジデントの正答率を比較して、MGHではどの部分がよく教育され、どの部分の教育が全国レベルよりも劣っているかについて検討される。よく教育できている部分はさらに教育を進めるように促され、劣っている部分については強化するように指導される。レジデントたちからの評価も重要であり、そのローテーションにおけるトレーニングをより良いものにするための検討が行われる。

　各attendingにも、レジデントたちからの評価をまとめた評価表が渡される。上に挙げたような項目についての評価がわかる。私が特に重要だと思ったのは自由記載部分である。個々のレジデントからの率直な評価は励みとなる。

　このようにトレーニング、教育の評価はattendingとレジデント、チームとレジデント、各レジデント、全国における教育内容の位置づけなど、縦横に行われている。そして、それがトレーニング内容やトレーニング環境の改善に向けられている。トレーニングや教育によるPDCAサイクルが確実に機能しているのである。

```
        EVALUATION COMMENTS - JANUARY THRU DECEMBER 1985
                       ORTHOPAEDIC SERVICE

     DR. EIICHI INADA:

     - Dr. Inada is very knowledgeable and has a supportive teaching
     manner.  He is a pleasure to work with and a person from whom
     volumes of information can be obtained.  I encourage the Department
     to entice him to stay.
     - Very helpful.  Makes a point of teaching by asking questions in a
     non-imposing fashion.  Good decision making.  Sometimes proceeds
     without discussing with resident; however, seems to respond posi-
     tively with prolonged work exposure to resident.
     - I've worked with Dr. Inada on other rotations, he is always a
     pleasure.  He was very helpful.  Eager to teach.  I have confidence
     in his clinical judgement.  Excellent.
     - A fine anesthesiologist and person.
     - Very easy to work with and helpful. X2
     - Teaches well in a low-key, relaxed manner.
```

レジデントによるスタッフとしての私に対する評価と、麻酔科チーフDr. Kitzのコメント

スタッフの評価項目

カテゴリー I：Availability；質問したいとき、手術室やICUですぐに対応してくれたか

カテゴリー II：ロールモデルとなるか、個人的な教育への貢献度

カテゴリー III：手術室やICUにおける患者個人に関係する教育の程度

カテゴリー IV：講義 (didactic teaching)

カテゴリー V：自分の麻酔科医としての成長に対する貢献度の総合的評価

5項目に関する評価の割合と全体での評価の位置づけ

DEPT が麻酔科デパートメント全体、EI が私 (Eiichi Inada) の評価である。

求めよさらば与えられん
My door is always open.

　人がいつでも相談に来られるようにしておくことは重要である。オフィスの扉がいつも開いていて、アポイントメントなしでも自由に入れるという物理的なことだけではなく、何か疑問があれば、相談に来られるという気安さが重要である。

　ドアが開いているということは、心が開いているということである。

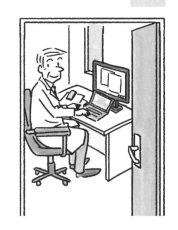

全体カンファレンスで症例について深く学べ
Grand round

　MGHでは、毎週木曜日の午前7時から9時近くまでgrand roundが行われる。その日は、午前7時までに手術室の麻酔準備をして、大きな階段教室で行われるgrand roundに参加する。MGHのスタッフやレジデント、フェローだけでなく、隣にあるMassachusetts Eye and Ear Infirmaryのスタッフやレジデントも参加する。MGHには眼科と耳鼻科がないので、このMass. Eye and Ear Infirmaryで1カ月間、耳鼻科と眼科の麻酔のトレーニングを受ける。

　Grand roundの際には、前方にコーヒーと、紅茶用のお湯とティーバッグ、そしてドーナッツが山のように積み上げられている。教室に着いたらお気に入りのドーナッツを手に取り、コーヒーを片手に自分のお気に入りの席に着く。Grand roundに参加する人数は150名くらいにもなる。

　最初の1時間は実際にあった症例について、米国専門医の口頭試験のように数行だけ提示されている。私がレジデントの頃は、Dr. Kennedyが常にmoderatorであった。その提示を見て、その患者の問題点についてレジデントが学生のように指

名されて答える。何名か答え、Dr. Kennedyがコメント加えたところで、術中経過や術中イベントなどについて提示される。そこでは、主に鑑別診断や、すぐにとるべき処置などについて質問される。そして最後に、その症例についての、短いが、まとまっている講義が行われる。この症例検討会は、まさに専門医口頭試験の流れである。

　Grand roundが終わると、全国から招かれた、時にはMGHスタッフの1時間ほどの講義が行われる。教科書で名前を見たりする講師や、最近のトピックについて話題論文を発表した講師の教育を受けることができる。その講義には、いつもワクワクさせられたものである。

　2019年には、私もそのgrand roundの講師として招かれた。サンフランシスコで開催されたASAの年次学術集会の後、西海岸からBostonへと長い旅をすることになった。交通費、ホテル代などを負担してくれ、講演料ももらうことができる。

　約1時間にわたって、日本における麻酔の発展と、安全への取り組みについての講義を行った。その後、MGHのツアーをしてもらった。思い出深い場所もあれば、新しい建物なども見せてもらった。お昼はレジデントやスタッフなどとともに、ラウンジで軽食を食べながら話をするというものであった。夜は、MGHの同僚や、私に会いたいという人たちとのディナーを楽しんだ。MGHを離れてから四半世紀以上が経ったことを実感し、ようやく一人前のMGH graduateになった気がした。

Professor Millerの厳しいスタッフ管理論：
伸びる人材を伸ばせ
Don't waste your time to bring up the unmotivated staff.

　Millerの教科書『Miller's Anesthesia』の編者であるDr. Millerとは、海外の学会などでよく会う。パーティーで同席することもなぜか多い。その時に、UCSFのような巨大な組織をどのように運営していったらよいのかについて尋ねたことがある。すると、劣悪なスタッフを引き上げるような努力は無駄である。その力は、優れたスタッフをさらに伸ばすように使うべきだというように言われたのをよく覚えている。

たゆまぬ前進がDr. Millerの信条

Lesson learned from Dr. Miller are my treasure.

Dr. Millerと一緒に働いたことはないが、Dr. Millerと話をする機会は多く、教わったことは多い。Millerの教科書を翻訳したことや、海外での講演などで顔を合わせることが多かったおかげである。

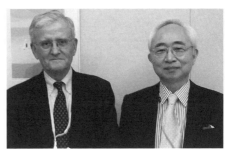

Dr. Ronald Miller

「自分が講演できるテーマを10個持て」と言われた。そのうちの3つは、誰にも負けないくらいの質を持つ講演でなければならない。1つの講演の準備にかける時間は、少なくとも講演時間の10倍はあるであろう。まして、誰にも負けないような質の高い講演となると、アンテナを広く張り、常に最新の知見を取り入れ、さらに自分の中で十分に咀嚼しておく必要がある。

Dr. Millerの発言で驚いたのは、ASAの年次学術集会の書籍売り場でのことである。私が最新版のMillerの教科書を手に取っていると、Dr. Millerが後ろに立っていて、「どの章を書き換えたらよいと思うか？」と尋ねられた。私としては初めて手に取る本であり当惑したが、Dr. Millerはすぐに「あの章の、この部分は書き換えたい」と答えてくれた。単に本の編者として名前だけが載っているのではなく、本当にあの2冊の分厚い本全体に目を通し、編集をしているのだなと実感した。

また、これは中国の空港での会話である。飛行機を待ちながらも仕事をしているDr. Millerと出会った。米国に帰るフライトの中で、「Anesthesiology」誌の何編もの論文査読をし、そしてeditorialを書くということであった。この人は一体、いつ休むのだろうと思った次第である。

私がMGHのレジデント時代、Dr. Millerが主任教授を務めていたUCSFでのICUフェローシップに応募した同僚に、面接時のDr. Millerの印象を聞いたことがある。「すべてにおいて正確。自分の要望事項についても的確に理路整然と答えてくれた。医者というよりも、有能なビジネスマンと話している感じだった」ということであった。Dr. Millerの管理者としての能力を示しているのではないかと思う。

4 キャリアパス

医学生でもここまでできる
Medical students can be a useful workforce.

　MGHにはHarvard Medical School(HMS)　を含め多くの大学から実習生が
やってくる。Principal Clinical Experience (PCE) Phaseとして、MGHでいろい
ろな診療科のclerkshipローテーションを4〜12週間単位で行う。麻酔や集中治療
の場合は1カ月単位で実習が行われる。医学生も医療チームの重要な一員である。
外科のローテーションであれば、医学生‐レジデント‐フェロー‐チーフレジデント
といったチームが形成される。術後指示なども医学生が出し、それをレジデント、
さらにフェローがチェックする方式になっている。麻酔科でも日帰り手術麻酔など
の担当になれば、術前診察から、静脈路確保、気道管理など、かなり実践的なこと
まで実習させ、麻酔後回復室から帰宅に至るプロセスまでみることができる。

　外科ローテーションしている医学生の入院カルテを見ると、ほぼ完璧な病歴や身
体所見、検査の評価、鑑別診断などが記載されているので驚かされる。レジデン
トであればノートの書き込みの量はA4判1ページくらいだが、医学生の場合には
3〜4ページにわたって詳細に記載されている。そして最後にサインと、HMSと記
載されていれば、HMSからのclerkshipであることがわかる。医学生のカルテ記載
は余りに理論的で、逆に実践的にはどうかなと疑問に思うこともあるが、十分に許
容範囲であるし、勉強になることもある。

　ICUのローテーションでは、日中の実習に加え、月に何回かはon callにも入
る。医学生はよく働くので役に立つ。私も夜中に患者の肺炎を疑い、HMSの学生
にGram染色を依頼したところ、見事なスライドが出来上がっていた。Gram染色
を依頼したのには理由がある。以前、私がICU on callだった時に肺炎を疑う患者

がいて、喀痰培養と鏡検にサンプルを出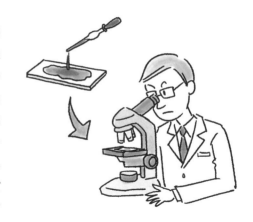
した。適切な処置だと思っていたが、翌
日の朝のteaching roundで、「夜中の
うちにICUに備えてある顕微鏡とGram
染色セットを用いて起炎菌をある程度同
定すれば、 もっと早く適切な抗菌薬を
処方できたのに」と指導されたからであ
る。そうは言われても、Gram染色など
学生時代の遠い昔にやっただけで、とて
もできる状態ではなかった。HMSの学生の実力をさすがと思った夜であった。

　ICUのローテーションの最後には、学生はスタッフやレジデントを相手に1時間
の講義を行うことも義務付けられていた。術後の体液管理に関する講義であり、立
派な講義をするなぁと感心した覚えがある。

　米国の医学生の臨床能力は、日本の初期研修医に相当すると考えられる。役に立
つだけでなく、指導する立場の人間のモチベーションも上げてくれる存在である。

強力な推薦状は採用の決め手
Recommendation letter tells who you are and who you want to be.

　Residencyに応募するのであれば、3名分の推薦状（recommendation letter）
が必要になる。3名の役職（例えば医学部長、科長など）を指定されることもある
が、ある程度の自由度はある。応募する施設のチーフなどと知人であることも多い。
私の場合は、MGHの麻酔科residency卒業生であり東京大学の同門である諏訪邦
夫先生や吉川秀康先生にお願いした。私自身がHMSの学生のrecommendation
letterを書いた経験もある。HMSの卒業生がresidencyに応募するために10通も
のrecommendation letterを依頼してきた時には、HMSの卒業生ですら、こんな
に苦労するのだと驚いたことがある。日本からMGHを含め他の医療機関でのレジ
デントやフェローシップへの応募者の推薦状も随分と書いた。

　Recommendation letterでは、まず自分と被推薦者の関係、そして自分自身が

推薦者たる十分な経歴をもっていることを伝える必要がある。被推薦者が何を目的に応募しているのか、その人柄や熱意、臨床的な実力、トレーニング終了後の被推薦者による社会に対する貢献などを書く。日本人が米国などの外国に留学を希望する場合には、語学力についても触れる必要がある。

　例えば小児麻酔のフェローシップであれば、日本における専門医資格、これまで受けたトレーニング、小児麻酔の経験、小児麻酔を学んだあとにどのような社会的貢献が期待されるかなどを書くとよい。基礎研究留学であれば、研究したい領域（特にその研究室を選択した理由）、身に付けている研究手技、これまでの研究業績などを書くとよい。

　推薦書であるので、当然、褒める必要があるが、内容は正直でなければならない。長所だけでなく短所も書くが、それを被推薦者が今後どのように克服していくか、その能力があることも書く。

　Recommendation letter は被推薦者の評価であるが、逆に推薦者の評価ともなる。推薦者として、信頼できる正当な評価者である必要がある。褒め言葉にもいろいろある。"good" よりも "very good" のほうがもちろんよい。さらに上に行くのであれば、"excellent" や "extraordinary""outstanding" などといった単語を用いる。とにかく、推薦する以上、その人が採用されるような推薦状を書いてあげたいものである。

借金を抱えてレジデントは頑張る
Residents are in debt.

　米国の医学部は大学院に相当する。大学に4年間通い、その後に医学部に入学して4年間を過ごすことになる。Harvard大学のような私立大学であれば、学費は約5万ドル、寮費や生活費などを合わせれば年間7〜8万ドルくらいはかかる。4年間では28〜32万ドルとなり、日本円にすれば3,000〜3,500万円くらいはかかることになる。学生は奨学金なども利用するが、自費で支払いをすることも多い。医学部卒業時には75％の人が借金を抱えており、その平均は2,100万円程度といわれている。レジデントの学会参加費や、学会年会費が安いのもうなずける。

レジデントの給与も低い。Bostonの高い家賃を払うと、手元には5万円くらいしか残らない。その5万円で食費や育児費などもやりくりしていかなければならない。

　幸い、私には学生時代の借金はなかったが、レジデントの米国の友人たちは大変だったと思う。麻酔科のクリスマスパーティー費用なども、レジデントは割り引きになる。スタッフは参加費40ドルか50ドルのところ、レジデントは15ドルくらいであったが、「そんな大金は払えない」と欠席する友人もいた。私も病院の目の前のBeacon Hillに住んでいた時は、病院から貸与された白衣と靴で通勤していた。考えてみれば、フェローになるまでの2年間、服を買ったこともなかった。私の人生でも最も貧乏な時期であったが、最も充実した時期でもあった。

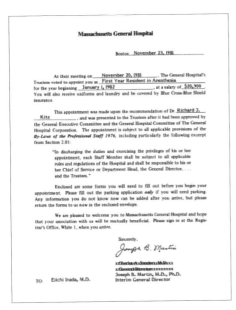

1982年にMGH麻酔科レジデント就任時のサラリー

1981年11月の会議で、「1982年1月から麻酔科の1年目レジデントして採用する」ことと、「$20,300」という年俸が記載されている。

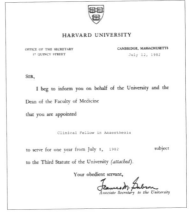

Harvard大学のClinical fellow in Anaesthesiaの辞令

MGHにおいては1年目のレジデントであり、Harvard大学ではClinical fellow in Anaesthesiaとしての位置づけになる。キャリアの中で臨床的業績や教育実績によりMGHのタイトルが決まり、学問的業績によりHarvard大学でのタイトルが決まる。

MGHのレジデントの多様性はエネルギー発出の素
Mixture of wide variety of residents keeps the quality of culture.

　MGHでレジデントを始めて気づいたのは、私は最年少に近い存在だということであった。米国の場合は4年制の大学を出て、そのあとの大学院として4年間医学部に行くので、8年間という教育を受けている。そのあと、1年のinternshipを含めれば9年間の教育ということになる。私は日本で医学部（6年制）を出て、1年半の研修生活を送ってからの留学であったので、年齢としても若く、教育レベルも低い存在ということになる。それだけでも、よほど頑張らなければならないということがわかる。

　当時、MGHでは1年に25人のレジデントを採用していた。全体を通してみると、Ph. D.を持っている者や、既に内科や小児科、外科などの専門医を取得している者が3分の1程度存在していた。小児科や内科などのサブスペシャルティの専門医を取得している人もいた。On callの夜の食事中やラウンジでの会話、ICUのローテーションを共にした時など、彼らからどれほど多くのことを教わったか知れない。

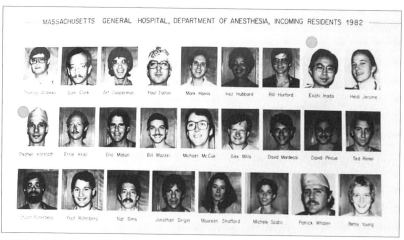

MGHで1982年に麻酔科レジデントをした仲間たち
上段の右から2番目が筆者

その中でも、何人かの印象に残る尊敬する人達を紹介したい。1人は、Massa-chusetts Institute of Technology (MIT) を卒業した数学者Dr. Pincusである。彼が麻酔科レジデントとなった目的は、麻酔について数学的に解析したいというものであった。Dr. Kearseは私のロッカーメイトであった。ロシア文学を学んでPh.Dを取得し、内科そして神経内科医として確立した医師であった。彼はその経験を活かし、BIS (bispectral index) の研究を盛んに行った。Dr. Straffordは小児科、小児循環器内科の専門医であり、小児麻酔や小児心臓外科の麻酔でも一目置かれる存在であった。Dr. Carrは内科、内分泌内科の専門家であり、麻酔科レジデントを開始した時は、既にMGH内科のスタッフであった。ただ、内分泌内科よりも麻酔科のほうが研究費を得やすいということで、麻酔科residencyに入ったのであった。Residencyの最中にも、国際学会の発表などでの出張を度々していた。私から見ると大変な大人であり温厚で、やさしく噛んで含めるように教えてくれたものである。ICUにおける脳下垂体副腎系の抑制とその評価法について講義してくれたことを思い出す。

遡ればMGH麻酔科のチーフとなり、一酸化窒素 (NO) 研究で世界をリードしたDr. Zapolがいる。Dr. Zapolはレジデント時代にextracorporeal membrane oxygenation (ECMO) の研究、装置の開発を行い、旧ソビエト連邦の要人の娘の急性呼吸促迫症候群 (acute respira-tory distress syndrome；ARDS) の治療をしたという経歴をもつ。

日本でも何の経験もないような私にとって、周囲の人はすべて教師であった。このような環境にいられることの幸せを、多くの人に味わってもらえればと思っている。

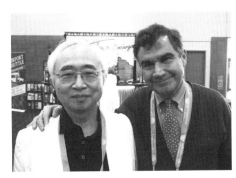

Dr. Warren Zapol
ECMOによるARDSの管理や、NOによる治療のパイオニアである。Dr. Kitzの後を継いでMGHのDepartment of anesthesia, critical care and pain medicineのチェアマンとなった。呼吸器外科の麻酔や、集中治療について教育をしてくれたが、世界でも有数の研究者である。

心臓麻酔ローテーションは時につらいが、学ぶことも多い
Cardiac anesthesia rotation can be a nightmare.

　私がレジデントをしていた当時、MGHでも麻酔科専属のナースがついてくれるのは心臓麻酔のローテーションだけであった。必要なフェンタニルの量や、使用するであろうカテコラミンや血管拡張薬について指示をすれば、全部準備してくれる。術中に採血を頼めば、採血し、検査結果が出れば報告をしてくれる。だが、彼ら彼女らがレジデントを見る目も厳しい。Attendingがいない間にレジデントがしたことは、attendingにすべて報告される。

　技術的な要求度も高い。静脈確保は、基本は14ゲージ、動脈カテーテルも他のローテーションとは違い18ゲージ、肺動脈カテーテルや中心静脈カテーテルは麻酔導入前の覚醒時に局所麻酔下で行う。一度でも失敗すれば、厳しい評価を下される。肺動脈カテーテル挿入時は、波形のupstrokeの初速を見ただけで肺動脈に入ったことを判断しなければならない。右室波形が肺動脈波形に変わってからの判断では、判断が遅いと叱られる。

　人工心肺が開始されるまでは、ずっと用手換気として、術野の妨げにならないようにする。もし、術野の邪魔になるような換気をしたりしたら、心臓外科医に怒鳴りつけられることになる。当時は手書きであった麻酔チャートも、その場で書くことは許されない。人工心肺が開始されて落ち着くとcoffee breakとなるが、麻酔チャートを持ってラウンジに行き、記憶をたどりながら麻酔チャートを書くことになる。心臓手術は3室同時進行なので、そこで心臓麻酔ローテーション中のレジデントが顔を合わせることも多い。そして、それぞれに嘆きながら、手術室に戻ることになる。

　毎朝、6時には手術室に入って準備をしなければならない。その代わり、レジデントであれば自分の症例が終わって次の日のラウンドも終われば、午後の早い時間に帰宅することもできる。On callの翌日も、他のローテーションと違って1例の麻酔をしなければならない。また、他のローテーションと違うことは、2カ月連続となることである。ずっと緊張感をもって過ごすのは、決して楽ではなかった。

　心臓麻酔ローテーションは、MGHのresidency中でも最も厳しい領域になる。その緊張感や、心臓外科医との関係から最悪のローテーションと呼ばれることもあ

る一方、憧れの領域でもある。

　私自身、cardiac anesthesia fellowとしてよく生き延びたものだと思う。自分自身の専門領域、いわゆるサブスペシャルティを学ぼうと思えば、多少のつらさはあっても、こうした期間も必須のものとなる。

心臓麻酔フェローシップはハードワークと高収入への道
Cardiac anesthesia fellows are strictly selected.

　Residencyを終えて専門医試験に合格すれば、一人前と見なされる。スタッフになる人もいれば、フェローになる人もいる。フェローになることは必須ではない。フェローシップは、サブスペシャルティ教育である。半年から1年のトレーニング期間が設けられている。心臓麻酔、脳神経外科の麻酔、産科麻酔、小児麻酔、集中治療、疼痛治療などのフェローシップのコースがある。1年間のコースをとれば、サブスペシャルティの専門医資格を得ることができる。

　私が選んだのは心臓麻酔フェローであった。心臓麻酔フェローシップのスポットは4名であり、しかも人気があった。MGHのレジデント卒業生でも競争倍率は4倍くらい、外部組織からの応募者の枠は1枠であったため倍率はなんと100倍以上というものであった。1年目の心臓麻酔ローテーションで実力やポテンシャルを見せないことには、採用は難しかった。私は、運良く採用されることになった。同時期にフェローになったDr. Konstadtは、後に心臓血管麻酔の定番となる教科書を編纂し、米国心臓血管麻酔学会 (Society of Cardiovascular Anesthesiologists；SCA) の理事長となった。ちょうど経食道心エコー法 (transesophageal echo-cardiography；TEE) が心臓麻酔に導入された時代であり、Dr. Konstadtは循環器内科で経胸壁心エコー法 (transthoracic echocardiography；TTE) を含めて、徹底的なトレーニングを受けていた。

　心臓麻酔フェローは自分自身で麻酔を担当することもあるし、attendingとともにレジデントの指導にあたることもある。レジデントは1日1例の麻酔を担当するのが通常だが、フェローの場合には1日2例、時には3例の麻酔に関与する。

　日曜日や休日の心臓麻酔のレジデントの役割は、翌日の症例の術前回診をするこ

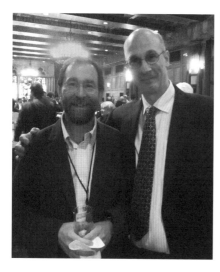

Dr. Steven S. Konstadt (右)

経食道心エコー法の大家であり、Society of Cardiovascular Anesthesiologistsの理事長も務めた。MGHのレジデントとしても、心臓麻酔フェローとしてもともに多くの時間を過ごした。

Dr. Charles Berde (左)

小児麻酔の専門家であり、Boston Children's Hospitalに勤務している。Harvard Medical SchoolのProfessor of Anaesthesia (Pediatrics)である。

Staff	D'Ambra	876-3073	-x2241-	1401
	Hallowell	1-785-0511		3418
	Koski	277-6338		3447
	Lappas	964-1382		3415
	Philbin	1-655-6267		3446
	Schneider	326-9053		3405
	**Lowenstein	277-6327	-x5591-	3410
	A Ross	489-2630		
Fellows	Gallo	848-0373	-x2241-	3422
	Inada	484-8954		
	McGinnis	489-3459		3448
	Paradis	523-7460		3428

心臓麻酔チームの電話連絡簿

日曜日や休日の当直では、翌日の症例について、担当のスタッフとフェローに術前診察の結果を電話報告しなければならない。携帯電話のなかった時代、天気の良い休日などは皆出かけているのか、電話がなかなかつながらず困ったものであった。
当時の自宅の電話番号484-8954は、「しばし、歯を食いしばる」という語呂合わせで覚えていた。Attendingには、困難な症例の経験や、指導内容など一人ひとりに多くの思い出がある。

とである。6〜7例の術前回診をすることになる。そして、術前回診が終わったら、翌日の麻酔担当のattendingに電話をして症例報告を行い、翌日の麻酔計画についての指導や、使用する肺動脈カテーテルの種類や使用する薬物などについて指示を受ける。Attendingへの連絡が終わったら、次はフェローに電話して症例について報告し、さらにattendingからの指示を伝える。そして最後にレジデントに電話して症例について報告し、attendingやフェローからの指示を伝える。今のように携帯電話がない時代である。天気が良い日などは、夜になってもなかなか電話がつながらない。術前回診に3〜4時間、電話連絡だけでも2時間くらいはかかる。心臓手術なので、翌日のスケジュールの差し替えもしばしばある。そんな時も、術前回診後に、attending、フェロー、レジデントに夜中でも連絡をする必要があった。

　そうしたフェローシップを修了することで、付加価値がつく。平たく言えば、自分の麻酔科医としての商品価値が上がることになる。米国では、学歴よりも、どこでレジデントやフェローを行ったかが価値を決める。一流施設でフェローシップをすれば、より良い施設や条件の良いprivate practice groupに就職することができ、数年後にパートナーになれば年収も5,000万円から1億円にもなるのである。

　良い教育やトレーニングはレジデントやフェローに付加価値をつけ、その「商品価値」を上げる。一方、レジデントは教育プログラムの買い手であり、病院にとってみれば、良質なトレーニングや教育プログラムは商品なのである。

心臓外科医は神か王か
Is the cardiac surgeon a King or a God?

　他のレジデントも"翌月はcardiac"というと気が重くなる様子であった。それは、心臓外科医や心臓麻酔科医がもつプライドによるものであった気がする。1日に手術室3室が心臓手術に割り当てられ、7〜8例の心臓手術が行われる。主たる心臓外科医は7人だが、1日に3人くらいが術者になる。1列で3例の手術をこなしたりもする。心臓外科医によって大動脈カニュレーションのための糸をかける位置や、糸をかける深さまで異なっていたりするため、その外科医に付く外科フェローやレジデントは、それぞれの心臓外科医のやり方を習得しておかなければならない。

それを間違えて他の心臓外科医のやり方でやろうものなら、大目玉をくらうことになる。カニュレーション部で解離を起こしたフェローが、「おれの命は今日でおしまいだ」と天を仰いでつぶやいていたのを思い出す。

　麻酔管理も、それぞれの心臓外科医の好みの灌流圧や、場面に応じた血行動態などを知っておく必要がある。それを間違えるようなら、怒声を浴びせられる。他のローテーションでは考えられないことである。さらに、麻酔のattendingもかばってくれたりはせず、「なんでこんなことができないのか」と叱ったりもする。

　このような状況は、その後に麻酔科と心臓外科で話し合いがもたれ、すっかりと改善されたようである。

　心臓外科医、麻酔科医、ポンプテクニシャン、看護師、麻酔科医につくナースアシスタントの一体感は特別である。心臓外科医から見た麻酔科医のランクは、すべて一段下がっていた気がする。信用があるのはベテランの一部のスタッフだけであり、若手attendingはフェロー扱い、フェローはレジデント扱い、レジデントはインターンか医学生扱いである。2カ月間だけ心臓外科にローテーションしてくるレジデントはよそ者であり、最下層に位置していることを毎日実感させられることになる。

　心臓麻酔に興味があっただけでなく、このような世界だからこそ、フェローとして飛び込みたいと思った。いわば負けん気での勝負である。しかし、この世界でいったん信用を得れば、ファミリーの一員として迎え入れられ、チーム全体が応援してくれることも確かである。

　英国の友人と話をしている時、「心臓外科医はまるでKingのように振る舞う」と嘆いたら、その友人が「それはまだましだ。うちではGodのように振る舞う」と慰めてくれた。

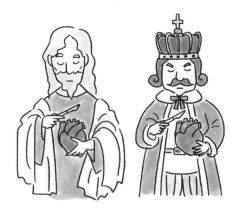

　私にとっては、臨床的にはもちろん、学位論文にもなった臨床研究をする上でも、また自信をつける上でも、非常に重要なローテーションであった。

ICUフェローシップで議論することを学ぶ

Learning intensive care is to learn anesthesia deeply.

　難関である心臓麻酔フェローが決定した日に、ICUフェローシップの応募に行ったことを思い出す。フェローシップは必須ではないし、通常は1つのフェローシップをやれば十分なのだが、集中治療についてもっと学びたいと思って、Dr. Teplickのところに申し込みに行った。私にとって、Dr. Teplickはmentorである。ICUのteaching roundでは、evidenceに基づいた教育をしていたが、その深さは尋常ではなかった。「いつでも

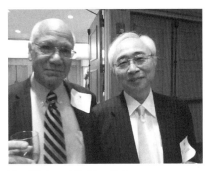

Dr. Richard S. Teplick

ICUにおける指導者であり、私の最大のmentorである。Dr. Teplickの考え方には非常に影響された。

議論を挑んで来い」と私たちレジデントは挑発され、挑戦するたびに敗北するのだった。こちらが10の文献で挑めば、その10の論文の欠点を指摘され、20の反対の結論の論文で打ち負かされるという感じであった。筋道だった議論の展開や、データの正しい解釈をすれば褒めてくれるが、議論は容赦ない。決して、自分の考えを押し付けるのではなく、こちらの論文にも問題があると種明かしをしてくれる。Dr. Teplickは最後に「Who knows?」と言って天を仰ぐのだった。私もICUフェローになった頃はMGHで学んで4年目、心臓麻酔フェローも終え、それこそ鼻っ柱の強い時代であったが、教科書的な知識など役に立たないことを思い知らされた。当時、EBMという言葉はなかったが、論文を批判的に読むという習慣は身に付いた。

　Dr. TeplickのところにICUフェローをしたいと言いに行ったら、ICUフェローになって何が学びたいのか、自分はどうなりたいのかについてのエッセイを書いて来いと言われた。その結果で、ICUフェローとして採用するかどうかを決めるということであった。そこで、私は医学的に学びたいことのほかに、自分の態度として「もっとaggressiveになりたい、議論に強くなりたい」といったようなことを書いた。結局、ICUフェローに採用されたのだが、あとで「Eiichiは、アメリカ人の悪いところばかりを学びたいと書いてきた」と笑われたものである。

ICUフェローシップでは集中治療だけでなく麻酔も学べる
You live in different time frames.

　ICUフェローシップで学ぶことは、重症患者の管理であることはもちろんだが、ICUという組織の管理についても多くのことを学ぶ。

　私とともにICUのフェローになったのは、他施設で内科チーフレジデントを終え、呼吸器内科の専門医のIanであった。私たち2人で1日交代で、attendingの下でICUの指導責任をもち、on callをこなした。月の半分はon callということになる。On callの当番日であれば、土日でもICUに行ってラウンドをした。午前6時半には出勤し、当直のレジデントから10名ほどいる患者の経過や状況について簡単な報告を受け、カルテに目を通し、7時から始まるteaching round前にやっておくべきことの指示を出す。何人がその日の午前中、あるいは午後に退室できるかの判断をする。その上で、手術室のフロアマネジャーに電話して、何人の患者を受け入れられるかを報告する。フロアマネジャーは1日100件以上も行われる手術患者のうち、ICUに入室する患者のアレンジをする。麻酔科は2つのICUを持っているので(**8章**参照)、予定とは別のICUに行くこともある。心臓手術後の患者は、心臓外科が持つsurgical ICU (SICU) に入室する。

　麻酔の場合は判断に許される時間は分単位であるが、ICUで判断に許される時間は時間単位である。ARDSや、多臓器不全の患者では、日、あるいは週という単位で治療にあたる。予後や社会復帰までとなると月、年という単位でものを考えなければならない。分の単位での判断の誤りが、年の単位での予後の悪化につながることもある。

　麻酔科医は分や、時間の単位で起こる急性のイベントには強い。逆に言うと、長期戦はあまり得意ではない。ICUにおける治療において、分というミクロの単位から日、週さらには長期予後の年にわたるマクロの観点に立って患者の診療を考えるという習慣は重要である。

麻酔から離れるブランクがあっても大丈夫
Don't worry, it will come back.

　私がICUフェローシップで心配したのは、麻酔の臨床から離れることで、麻酔科医としての技量や判断力が鈍るのではないかということであった。ICUフェローは月に1日、手術室での勤務があるが、毎日2例も3例も麻酔をしているのとは経験する量が異なる。一方、ICUフェローをすることにより、麻酔全体、周術期全体を客観的に判断できることは素晴らしい体験であった。まるで麻酔に関する「生きた病理学」である。ICUにいる患者の術後経過をみて、麻酔管理の適切さを判断できる。

　麻酔科医のトレーニングは、手術室にとどまらず、集中治療室やペインクリニック、緩和ケアなどの臨床の場のほかに、研究室もある。それらのトレーニングを受けているうちは、通常の麻酔業務からは離れることになる。そのような手術室以外の働き場所から手術室に戻ると、以前のように気管挿管だの、硬膜外麻酔だの、動脈カテーテルだのの挿入がうまくできるんだろうかと不安になる。日本で大学院生は、同じことを感じるのではないだろうか。産休や育休後も同様であろう。だが、自転車に乗ったり、泳いだりするのと同じで、いったん身に付いた技術はそう簡単には失われない。おそらく、数日もするうちに、違和感もなく行えるようになるだろう。

　だが、円滑に復帰するためには、正しい技術が身に付いていることが前提となる。動脈カテーテルにしろ、硬膜外カテーテルにしろ、たまたま入るのではなく、確信をもって入れるようになっていなければならない。動脈カテーテルならば、血液の逆流が観察される前に、手ごたえで次の0.5〜1mmの挿入で動脈内に入るはず、という確信をもって行わなければならない。硬膜外麻酔でも、針の進む手ごたえで黄色靱帯を感じ、"さぁ、これで入るぞ"というところで抵抗消失を感じるようにしなければならない。これは、二重にものを確認していることに相当する。安全のためにも、技術を磨くことは重要である。

　そのような技術が身に付いていれば、しばらく麻酔業務から離れていても問題はないはずである。

就職面接のポイントは、求めるものと得られるものが
一致すること
Seek for a wonderful opportunity.

　MGHで麻酔科レジデントやフェローになろうとしても競争率は高い。年間25人のレジデント枠に対して、300人くらいの応募があるといわれていた。ICUのフェローにしても、2つのポジションに20名以上の応募がある。書類選考が行われ、100人くらいのレジデント応募者や、5人くらいの応募者が面接にまでたどり着く。インタビューは1日がかりで行われる。また、普通のレジデント、チーフレジデント、教育担当スタッフ、麻酔科のチーフなどが説明と面接を行う。面接担当のレジデントになるとフリーランチにありつけるが、その代わり、評価表を書かなければならない。

　私もICUのフェロー時代に、ICUのフェロー応募者の面接を担当したことがある。まず、応募者の見事な経歴に驚いた。ダブルボードをもつものも珍しくない。Ph. Dもいる。皆、弁が立つし、とにかく質の高さに驚いた。それを評価するメンバーにこの私が入るのは、本当におこがましい気持ちがした。それでも、応募者の評価を行い、順位付けを行った。あとで、ICUのチーフのところに行って「よくまぁ、こんな私をICUフェローとして採用してくれた」とお礼を言った。現在持つ実力もさることながら、将来、どのように育っていくのかが重要だし、今でも十分に活動できているではないかと言われた。

　Job interviewで大切なのは、応募者が"自分は何を求めているか"という目標を明確に持っていることである。自分がどのようなトレーニングを受け、どのように生活し、トレーニング後の進路(専門だけでなく、開業、教職など)をどのようにしたいかについてのアイデアを持っていなければならない。一方、施設側は、自分たちがど

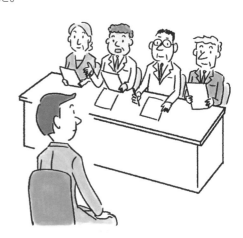

のような教育やトレーニングを提供することができるのかを明確にしておくことである。応募者と、教育施設の要求と提供できるものがマッチした時に、契約関係が成立する。応募者は、自分の求めるものに対して最良の条件を提供してくれる施設を求めて、多くの施設に応募するのである。施設は良いプログラムを提供し、質の高い応募者を採用することにより、施設自身がより良いものになっていく。

Harvard大学関連病院レジデント修了は、将来へ開かれた門
You should be proud of graduating from the excellent residency program.

　レジデントが修了するとGraduation party卒業式が行われる。GraduationはMGHやBrigham and Women's Hospital、Beth Israel HospitalなどHarvard Affiliated Hospitals合同で行われる。修了証には、病院の麻酔科チーフのサインがされている。その修了証を、一人ひとり名前を呼ばれて手渡される。病院合同となると100名近い人数になる。その修了証をもらった時、これでHarvard Graduateになったと感慨もひとしおであった。

　楽しいことや、つらいことを共に経験した友人たちと修了の日を迎える喜びを感じ、麻酔科医としてようやく巣立った気がした。米国人であれば、4年間の大学生活、そして4年間の医学部生活、それから1年のインターン生活、さらに3年余りのレジデント生活の締め拓りであり、なおさらにその気持ちが強かったのではないだろうか。トレーニング生活を終え、借金を返せるという喜びも感じていたのかもしれない。

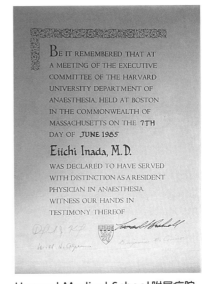

Harvard Medical School附属病院のレジデント修了証書
MGHのチーフであったDr. Kitzを含め、4病院の麻酔科のチーフがサインしている。

オフィスを持つことは誇りを持つこと
The office is your castle.

　レジデントには、もちろんオフィスなどない。手術室のロッカーは2人で兼用だし、荷物を入れるのは40cm四方のボックス型の棚だけである。完全にオープンだし、置いておくものもあるわけではない。自分用の机があるわけでもない。

　Junior staff (instructor) になった時、初めてオフィスを与えられた。2畳くらいのスペースであろうが、自分の名前のプレートがドアの前に付けられていた。壁に作り付けられた2段の棚と、机、そして電話も付いている。完全なパーソナルスペースである。そして、数名に1人秘書がついているので、いろいろな事務作業をしてくれたり、伝言をとっておいたりしてくれるのもありがたかった。オフィスをもらった時、スタッフになったのだという自覚が強くなった。

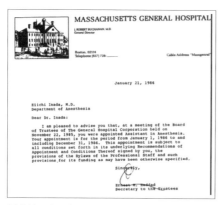

MGHのAssistant in Anesthesiaの辞令
MGHでの地位は、Assistant anesthetist、Associate anesthetist、Anesthetistと上がっていく。

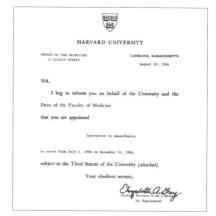

Harvard大学のInstructor in Anaesthesiaの辞令
MGHのタイトルと共に、Harvard大学のタイトルも得る。"Anesthesia" ではなく、"Anaesthesia"となっているところが英国風で気取った感じがする。Harvard大学での地位は、Assistant professor、Associate professor、Professorと上がっていく。当時のチェアマンであったDr. Kitzは、Henry Isaiah Dorr Professorであった。

Assistant professorになった時は、手術室に最も近い一等地にオフィスをもらった。入り口を入ると3つの部屋になっており、それぞれの部屋にはかなり経験があるスタッフが入っていた。若くしてそのようなオフィスに入れたのは、たまたま空きが出た時に、もう1人のスタッフが私と一緒がよいと言ってくれたおかげである。スペースとしては広くはなかったが、手術室に近いという便利さは最高であった。以前のオフィスは、手術室とは別のビルディングにあり、日中に立ち寄るというのは難しかった。レジデントも相談があれば、すぐに部屋にやってくることができた。私自身も、シニアのスタッフに相談したりするのに便利であったし、いろいろな情報も入りやすかった。秘書が隣の部屋にいるので、コンタクトもしやすかった。

　オフィスがあるのはありがたい。ただ、荷物置き場ではなく、いかに有効に使うかが問題である。

教育支援費はありがたい
The educational fund helps you to keep learning.

　スタッフになると給与のほかに、1万ドルの教育費が使えるのがうれしかった。1万ドルは、学会費や学会参加費、雑誌購読や、本の購入にも使用できる。レジデントの時は、米国麻酔科学会（American Society of Anesthesiologists；ASA）の年次学術集会に行けるのは2年に1度、行けない年には150ドルの教育費が使えることになっていた。その時に購入したのが『Miller's Anesthesia』の初版である。私がレジデント1年目のときに出た『MGH麻酔の手引き』のポケット版は、レジデント全員に配られた。勉強といえば、この2冊であった。とにかくMillerの教科書はよく読んだ。

　学会に行ったり、必要な図書を購入したりするのにお金の心配をしなくてよいというのは、本当にありがたいことである。

5 米国レジデントの生活：日常生活編

サンドイッチランチは自由度を広げる
Thanks to Marquis Sandwich.

　昼食といえば、現役時代から今までの40年余り、90％はサンドイッチである。医師の生活は不規則であり、いつ食事がとれるかもわからない。サンドイッチがあれば、いつでも昼食をとることができる。持ってくるのも軽いし、後片付けもいらない。サンドイッチ片手に書類に目を通したり、仕事もできる。Sandwich伯爵には大感謝である（実際の起源は異なるようだが……）。

　MGH時代も多くの医師がブラウンバッグにサンドイッチと、そのほかに一品を詰めて持ってきていた。葉っぱ付きのニンジンを食べている様子を見て、ウサギを連想した。ようやく米国の漫画の中の描写が理解できた。リンゴであれば、それをきゅきゅっと手術着で拭いてから、かぶりつく。Thanksgiving Dayの翌日は、ほとんどの人がターキーサンドイッチであった。最も簡素なのは、ピーナッツバターサンドイッチである。

　Lunch breakは原則として30分。レジデントは十分に時間をとることができるが、attendingとなると、レジデントよりもランチをとれる時間帯は不規則で、lunch breakの時間も短いことが多い。

Coffee breakはレジデントのためだけならず
Coffee break may improve safety of anesthesia.

　MGHを含め、米国の病院の朝は早い。遅くとも6時半には手術室に入って麻酔

の準備を始める。患者の入室は7時を少し回ったところから、7時半になる。1例目の手術・麻酔が落ち着いた10時頃に、attendingがcoffee breakのためにレジデントと交代してくれる。

　Coffee breakの時間はおよそ15分間。手際よく引き継ぎをして、まずはトイレに行き、それからクラッカーにピーナッツバターとブルーベリージャムを山盛りに載せ、コーヒーや紅茶で流し込む。これが昼までの栄養源となる。その頃はラウンジには、多くのレジデントが集まっていて、前夜のバスケットボール（Boston Celtics）やアメリカンフットボール（New England Patriots）だの、アイスホッケー（Boston Bruins）の話をしたり、朝の症例の話をしたりしてくつろいでいる。Boston Red Soxの話は、New York Yankeesとの対戦時くらいのものである。最初の数ヵ月は、このcoffee breakが苦痛であった。ろくに英語もしゃべれないし、雑談するだけの時事知識もないし、ジョークとなるとさっぱり理解できないこともあるのだから仕方がない。半年から1年もすると、このcoffee breakがなかったりすると、不満に思うようになったりする。

　Coffee breakの間、attendingはのんびりと過ごしているわけではない。レジデントのしている麻酔について、血行動態管理や呼吸管理、薬物管理などすべてのチェックを行っている。レジデントはcoffee breakから戻れば、attendingからそれまでの麻酔について指導されたり、症例の後半の管理についてのアドバイスをもらったりする。

　このような短時間のbreakはレジデントの気分転換になるだけでなく、attendingが麻酔をチェックするという安全機構にもなっている[1]。私も、手術時間が長い症例では、必ず研修医にcoffee breakをとらせるようにしていた。Handoverの最中にミスを見つけることもある。横から見て教えるのと、実際に自分が細かい部分にまで気を付けて麻酔管理をするのとでは、やはり精度が異なっている。細かなニュアンスまで感じ取れるというのが正しいかもしれない。自分自身が手ごたえを感じたり、安心感を持ったりすることもできる。

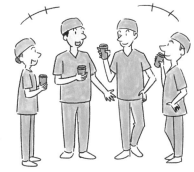

　患者のためにも、レジデントのためにも、coffee breakは重要だと思っている。

Lunch break が楽しくなったら、あなたはもう一人前
Do you know Japanese culture deep enough?

　MGHでは、お昼との時間のずれがあったとしても、lunch breakがあった。その時間はおおむね30分。食事をとり、人と話をし、新聞などを読んでも十分な時間である。日本では、「早食いも芸のうち」と急いで食事をとるか、ストイックに「食事はすべて手術が終了してから」などということが多かったのとは大違いである。Attendingによっては、あまり早く戻ると「もう1杯コーヒーを飲んで来い (Have another cup of coffee)」と、もう一度追い返されたりする。どこかに食事に出かけるのであれば、「Let's go out for lunch」となるが、手術室にいるとなかなかそのような機会はない。手術室のラウンジで皆としゃべりながら過ごすことになる。

　米国に行った当初は、前述のcoffee breakだの、このlunch breakだのは苦痛な時間でもあった。ラウンジに行けば、当然、皆と話をしなくてはならない。皆は日本人など珍しいので、興味津々で日本のことなど聞いてくる。日本について、あまり知られていないことを実感する一方、自分自身が日本のことをよく理解していないことにも気づく。

　よくあった質問は「Samurai」についてである。当時、「SHOGUN」というテレビドラマが流行っていたせいかもしれない。「近代社会になってSamuraiは皆、Harakiriで死んだのか」と質問されたこともある。しかし、日本人でも、歴史だの、日本の地理だのすべてがわかっているわけでないのは当然のことである。それが、いきなり「日本人代表」のような形でしゃべらされる羽目になるので何ともつらい。こういったbreakの時間が苦痛ではなくなり、楽しみになるまでには、やはり数カ月はかかった。

Lunch break はタイミングよく与えよ
Lunch break is a part of attending's job.

　レジデント側から見ると、いつ食事に行けるか決めることはできない。Attending は多くの場合、2つの手術室のsuperviseを行っている。1部屋当たり30分の

lunch breakをどのように行うかには、けっこう高度な判断がいる。2つの手術室の手術の進行具合や、入れ替えのタイミングを考える必要がある。レジデントにとって手術上で重要な手技が行われ、麻酔科医の対応が必要となる教育的なタイミング、例えば大動脈の遮断や解除などのタイミングについても考慮する必要がある。それも2部屋分である。レジデントの食事のタイミングを、おおむね11時から13時と見計らって対応する必要がある。それよりも遅くなりそうなら、一言、レジデントにその旨や理由を伝えるとともに、可能であればその時に5〜10分の短時間のbreakをとらせるようにする。それは、「あなたのことを忘れたり、ないがしろにしているのではありませんよ」という意味も持っている。Lunch breakのタイミング調整は、自分自身のランチの時間調整ですることが多い。Attending自身のランチは11時よりずっと早めにとることもあれば、夕方になってとることもある。レジデントには30分の時間を与えるが、自分自身は5〜10分でランチを済ませてしまうことも多い。

　Lunch breakはこうした気遣いに依存するところも多い。レジデントから評判が悪いのは、自分のランチの時間はしっかりと確保するが、レジデントはほっぽらかしているようなattendingである。

On callの夜の楽しみは無料の夕食と情報交換
Everybody is waiting for free supper.

　On callの日の楽しみは、患者用のカフェテリアで食べる無料の夕食である。一般客がいなくなった夜9時に、on call staffのためにカフェテリアが開放される。メインディッシュのほか、残り物だがなんでも食べてよい。1st call レジデントの指示の下、手が空いていれば9時過ぎにカフェテリアに赴く。麻酔を担当しているレジデントとその指導者以外は、カフェテリアに行くことができる。他愛のない雑談から、麻酔のこと、将来の進路のことなど、レジデントが1つのテーブルに集まって話をすることが多い。Attendingも相談相手になってくれる。

　カフェテリアで食事をできない麻酔中の同僚や、ICUのon callレジデントに食事を持って帰るのも仕事である。メインディッシュに加え、フルーツやクッキー

などを山盛り持って帰って配る。ICUには特別に看護師にも配ることができるように、多めに持って帰るのが常である。ICU看護師のバックアップなしには、ICUのon callは務まらないからである。

人がいる時間帯に病院の外に買い出しに行くこともある。　人気があるのは、ChineseとThai foodである。スクラブスーツのまま、車に乗って食べ物を取りに行くことが多い。日本でこんなことをしたら、大目玉をくらいそうである。

レジデント生活は貧乏でも心は豊か
Residents have no spare money to spend.

大学卒業後、最も貧しかったのはMGHのレジデント時代である。当時（1982年）の年俸は約2万ドル（当時の日本円に換算すれば500〜600万円だが、実際の感覚は200万円くらい）、給与から税金や社会保障費などを引かれると手取りの月給は1,100ドル程度にしかならない。Boston郊外のBelmontに住んでいたが、そのうちの650ドルが家賃に消え、さらに車のローンなどを払うと、食費など生活費に充てられるのは300〜400ドルくらいにしかならない。子供が生まれればおむつ代もかかるので、さらに自由になるお金は限られる。お昼は手作り弁当、on callなら夕食が供給されるので夕食代はかからない。最初の半年間はMGHから歩いて2分くらいのBeacon Hillに住んでいたので、交通費もかからなかった。通勤も、病院から貸与された白衣とズボンの上にダウンジャケットを着て行けばよい。現金を使用することもないので、財布の中には10ドルくらいあれば十分であった。週末は近くの大型スーパーで買い物をするが、その時には小切手で支払えばよかった。

貧乏だとは思っていたが、実際の生活にそれほど苦労はしなかったのが不思議である。日本にいた頃と比べて、自由になる時間が多かったせいもあるだろう。少ないお金で楽しめる術を身につけたせいもある。

Bostonの家賃は高いけれどスペースも広く快適生活
It is expensive to live in Boston.

　最初の半年間は、MGH近くのBeacon Hillの週極めで家具付き (furnished) の1間のアパート生活であった。トイレとバスは3つの借り手で共有であった。ベッドと、小さな机があった。部屋の片隅にガスコンロが1つと、小さな冷蔵庫がついていた。ある時、Baskin-Robbins (サーティーワン) でアイスクリームを買ってきたが、冷凍庫がないので、すっかり食べきらなければならなかった。Bostonの冬は厳しく、長い。冬場は、外に物を出しておくほうが冷蔵庫よりもよく冷えた。テレビはBeacon Hillの中古店で、小型の白黒テレビを買ってきた。電話もないので、日本からの電話などは大家さんの電話にかかってきた。自分で電話をする時には、外に出て公衆電話を使用する。月の家賃は450ドルくらいだったと思う。こうしたMGH近くのfurnishedのアパートは、短期滞在者にはありがたい存在である。希望していた郊外の家が空かず、半年間ほどの長期滞在となった。

　半年後から5年間は、Boston郊外のBelmontに住んでいた。MGHから地下鉄 (red line)、そしてHarvard Squareからバスに乗り継いで行くので片道40分くらいはかかる。Two-family houseの1階に住んでいた。キッチンに、寝室が2室、勉強部屋 (スペース) が1室と、リビングなど、十分な広さがあった。寝室の1つは子供の遊び部屋兼寝室に使っていた。庭もあったので、夏場はバーベキューも楽しめた。2階には大家さんが住んでいた。家賃は月に650ドル。家具付きであるのはありがたかった。自分たちだけのトイレやバスルームがあるというごくあたり前のこともありがたく感じられた。Bostonの夏は短く、それほど暑くないのでエアコンもない。冬は十分に暖房がきくのだが、灯油代がかかるので室温はいつも最低温度より少し高いくらいに設定していた。夜、勉強していて手が冷えれば、机の上の電灯に手を近づけて温めるような生活だった。スタッフになって給与が上がってから、ようやく冬場の空温設定も快適なものにした。寝室にだけ窓枠にはめられるクーラーを取り付けたが、部屋はやや涼しくなるものの音がうるさくて、逆に眠れなかったりした。

　2回目の留学生活はMGHの道路向かいにあるマンションだった。Charles riverを見下ろせる景色の値段もあり、当時 (1990年) 月額1,100ドル。ただし、光熱費

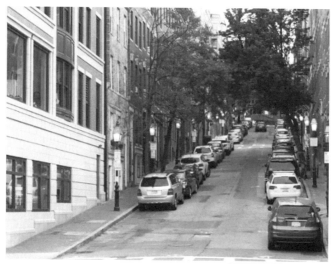

Beacon Hill

MGHからこの坂をほとんど上りきった
ところにアパートがあった。 冬場には
降った雪が凍り、滑りやすく、何度も転
んだ覚えがある。 街灯がいかにもクラ
シックで、やわらかく道を照らしている。

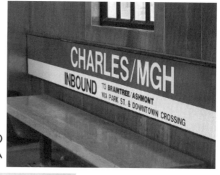

地下鉄 (red line) の
Charles／MGH駅のホーム

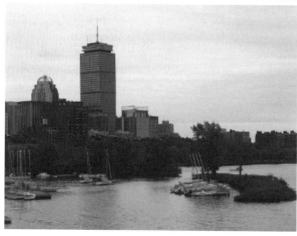

Charles riverの夕暮れ

なども含まれているので、安心して快適な生活ができた。スタッフの給与なので、月額1,100ドルでも金銭的にも余裕があった。リビングルームと寝室とキッチンだけであったが、考えてみれば、あれだけの広さがあれば、日本より家賃ははるかに安い。雪かきの心配もない。家具は1年単位で借りてきた。朝起きて、Charles riverを眺め、季節の移り変わりを感じることができるのも楽しみであった。

　Bostonは全米の中でも家賃が高いところである。これから留学する人たちは、大都市であれば高額な家賃を払うことを覚悟しておく必要がある。

年俸制は地位の安定性を示す

I could not wait for a paycheck.

　レジデントは年俸制である。私がレジデントだった1980年代は、1年目の年俸は2万ドル、2年目は2万2,000ドル、3年目は2万4,000ドル、4年目は2万6,000ドルと2,000ドル刻みで昇給した。いくら当直しようが、子供が生まれようが、給与に上乗せがあるわけではない。子供が2人生まれ、nurseryに通い、おむつ代やミルク代を払っている時期は生活がつらかった。インターネットで検索すると現在は年俸7万ドルくらいはもらえるので、ずいぶんと待遇はよくなっていることがわかる。

　私たちの頃は、給与は小切手での支払いであった。小切手に裏書きして、銀行に持っていって口座に入金した。そして、銀行通帳の中の残金を見て、ほっとしたり、来月は大丈夫かなと心配したりするのであった。最初の半年間、カローラの中古車の代金4,000ドルを半年払いで支払うのは本当につらく、その上に自動車保険の支払い請求がきた時には、日本からお金を送ってもらったほどである。今考えれば、月に700ドル、日本円で7万円余りの出費であるが、給与から考えて、かなりつ

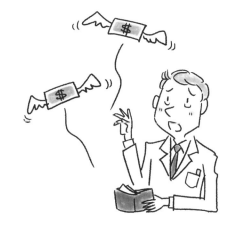

らい負担であった。その時の気持ちが残っているのか、100ドルといえば、自分にとってはその10倍の10万円くらいの価値に思えるのである。

　安給料ではあったが、最初に米国人の知人から「年俸で給与をもらえる人は幸せである」と言われた。それは、1年間の収入が保証されるからである。週給で給与をもらう人、時間給でもらう人に比べれば、生活の安定性は全く違うからである。日本でも新型コロナ感染症の蔓延により、シフトが減少するなど非正規雇用者の生活保障が問題になっているが、心の安定には、十分な収入が必要である。

スタッフになったら家を買うのが夢
What we wanted most

　レジデントが終了してスタッフになると、給与はぐっと上昇する。まずはassistantなどのjunior staffとなるが、給与はそれまでの5倍近くになった。インターネットで調べると、現在もAssistant Professorであれば年俸12万ドル、Associate Professorで年俸16万ドル、Professorで年俸23〜25万ドルとなっている。昔より全体に給与は上がったが、Assistant Professorはあまり上がっていないように思う。

　私の場合、昇給した時に妻と何を買うかを相談した。電子レンジにするか、カラーテレビにするかを迷ったものの、最初に買ったのは、カラーテレビであった。ビデオデッキも購入した。日本に住んでいる時には、当たり前にあったカラーテレビや、電子レンジでさえ、レジデント時代の給与では買うことができなかった。逆に、こういったものがなくても生活できるのだという貴重な経験でもあった。

　米国人のレジデントにスタッフになったらまず何を買うのかと聞くと、「まずは借金を返す、そして郊外に家を買う」という答えであった。自分達が購入する予定の家の自慢話はよく聞かされたものである。日本ならレジデント修了時にとても家を買うなどということはできないが、米国ではそれが可能であるということは、社会的な信用も付き、借金もできるということなのだろうと思う。

しっかり休暇をとろう
Vacation is precious.

　日本だと夏休みや年末年始の休みがあるが、米国ではお正月も1月1日が休日なだけである。夏休みはない。ただ年間、好きな時に休暇をとることができる。日本で家族や親族が集まるのは盆と正月だが、米国だとThanksgiving Dayと、Christmasということになる。みな11月の後半に入ると、うきうきしはじめる。

　私たちの頃の休暇は、1年目のレジデントは2週間、2年目は3週間、3年目以降は4週間、スタッフは5週間というものであった。この休暇は、忙しかろうがなんだろうが自由にとれる。ただ、麻酔科の場合、自分のローテーションが短くなり、その間のトレーニングが不十分になることを思うと、1週間まとめて休暇をとるレジデントが多かったように思う。外科レジデントたちは4週間続けて休むことが多かった。しばらく見ないなぁと思っていると、カリブ海で楽しんできたとか言って、真っ黒に日焼けしていることが多かった。スタッフになれば学会参加は別に休みがとれる。もっとも、日本ほど学会の数は多くないが。

　日本では「医師の働き方改革」で、「有給休暇をしっかりとりましょう」「年間5日間は最低限有給休暇をとるのが義務である」などと言われているのとは大違いである。リフレッシュのために、休暇は大切である。

On callの楽しみは夜まで学べること、そして次の日に休めること
It is nice to be on call on Thursdays.

　私がレジデントの頃は、麻酔科レジデントのon callは週に2回程度であった。そのうちの1回のウィークエンドは、金曜日と日曜日にon callであるのが普通だった。金曜日に働き、土曜日の午前中に帰宅し、家で寝て、夕食をとり、ベッドに入れば、すぐに日曜日のon callに向かうことになる。日曜日は緊急手術対応に加え、翌日の予定手術の術前回診を手分けして行う。1人で5～6例の術前診察を行うので、3時間くらいはゆうにかかる。患者はおおむね午後から夕方に入院してく

るので、術前診察が終わるのは夜になる。病院のカフェテリアが夜の9時に開放されるので、麻酔を担当していない者が集まって夕食をとることになる。そこでは、その日にあったこと、学んだことなどを含め、皆でがやがやと雑談をして過ごす。Attendingも一緒のことが多いので、いろいろと教わることも多い。

　ある夜は、区域麻酔に詳しいattendingがレジデントを引き連れて地下のモルグに行き、そこにある局所解剖教育用の遺体で腕神経叢ブロックについて教えてくれたことがある。その夜のことをよく覚えているのは、モルグの中で私のポケベルが鳴り、皆びくっとしたからである。手術室に残っていた1st callレジデントから、緊急手術のための手術室への呼び出しだった。

　月に1回、ご褒美のように木曜日のon callが入ることがある。On callは翌日の午前7時には解放されるので、木曜日にon callだと、金曜日そして土曜日、日曜日とゆっくりと休むことができる。翌月のon call予定表を見て、木曜日にon callが入っていると何ともうれしい気分になったものである。もっとも、木曜日のon callでall nightで働けば、金曜日の日中は寝て過ごすことになるのだが。

レジデントはお金をかけなくても生活できる
Uniforms supplied by the hospital are big help.

　MGHでは、白衣や白パンツ、靴などが与えられる。ジャケット型の白衣の米国でのサイズを聞かれてもわからず、計測してもらった。結局、サイズ38であることが判明した。靴のサイズもわからず、結局は白紙の上に足を置いて型を描き、それを測ってもらってサイズが8と判明したりした。しっかりとした木綿生地なので、妻は私の白衣を解体して妊婦服を作って着たりしていた。

　地下鉄に乗っても、白衣でポケットに聴診器を入れて通っている人にしばしば出会う。とにかく、レジデントはお金がかからないようにできている。学会年会費にしても、学会参加費にしても、雑誌の購読費にしても割り引きされている。

　貧しかったけれど、楽しい思い出である。

医療保険に加入してくれるありがたさ
We should appreciate the health insurance.

　米国では、州によって、提供される医療保険プランが異なっている。保険会社によって、補償内容や、医療保険を適用できる医療機関も異なるなど、複雑である。65歳以上の高齢者や身体障害者には、国が運営するメディケア（Medicare）があり、低所得者には、メディケイド（Medicaid）がある。

　レジデントになれば、病院がBlue Cross and Blue Shield（米国の非営利的な医療保険組合制度）に加入してくれる。保険料は払わなくてよいのでありがたい。ただし、その保険プランでは歯科はカバーされず、レジデントの時、歯科にかかって、その治療費が高いことに驚いた。親知らずが虫歯になった時には、歯科のチーフレジデントに頼んで抜いてもらった。しかし、抜歯にてこずり、2時間くらいも口をあけっぱなしで、数日間は顎が痛んだ。ただほど高いものはない。

　妻の出産時には分娩費用はカバーしてくれたので、とても助かったのを覚えている。個室料金は支払ったものの、シャワー室もあり、十分な広さがあった。電話もついており、日本に国際電話をかけて無事の出産の報告をしたことを覚えている。配偶者であれば、面会時間は自由なのもありがたかった。入院期間は合計で3日間であり、あっという間に帰宅した気がした。

　スタッフになると、もう少しカバーする範囲が広い医療保険に加入してくれるし、歯科治療にも医療保険がきくようになる。

　日本における国民皆保険のありがたさを感じる。

医師賠償責任保険料は訴訟リスクと賠償金額に依存する
Medical malpractice insurance is too expensive.

　日本では、医療賠償責任保険は1事故3億円、年間9億円の補償でも、年間の保険料は5万円余りである。支払う時は高いと思うが、医師賠償責任保険なしに診療する気にはなれない。米国での医師賠償責任保険料は、日本とは2桁は違っている。医療訴訟の多さや、賠償金が時に非常に高額であることが関係している。保険会社

の報告では、米国では麻酔科医は一生涯のうちに訴えられる人が59％にも上るとされている。

　1980年代の麻酔科医の医師賠償責任保険料は年間4万ドル程度であった。そのような情勢の中にあって、高リスク診療科とされる整形外科、脳神経外科などの年間賠償保険料が10万ドルに値上げされ、しかも2年前に遡って徴収するということになった時、Massachusetts州ではこれらの診療科医がストライキを行い、診療を何日か拒否するというような事件も起きた。実際にストが起きた時は、医師もストをするのだと驚いたものである。

　麻酔科は1970年代から1980年代まで、呼吸器関連の事故が多く、そのために患者が死亡したり、永久的脳障害を受けたりする数も多かった。それらの事故の大部分は、十分なモニタリングを用いていれば、防げたのではないかと考えられた。1980年代の半ばに、Harvard大学や、米国麻酔科学会（ASA）が麻酔のモニタリングスタンダードを定めた。パルスオキシメータとカプノグラフィを導入することで死亡や永久的脳障害などを起こすリスクが下がるとされ、医師賠償責任保険料は30％下げられることになった。こうした医師賠償責任保険料の減額が、パルスオキシメータやカプノグラフィの広範な導入に繋がったことは確かである。

　米国における実情は、医療訴訟の頻度が高いことや、医療訴訟で敗訴した場合の賠償金が、日本の比でなく高額であることを意味している。日本における医師賠償責任保険の安さは、逆に患者の命の安さを示しているのかもしれない。

子供がいても留学はためらうな
Parenting is rather easy in Boston.

　日本に比べ、米国では幼児の子育てはしやすい気がした。子供を連れて公園に遊びに行くと、同年代の子供を連れている親と出会うことが多い。そこでお友達になると、相談相手にもなってくれるし、play groupが形成される。Car poolをして、子供の送り迎えを協力して行ったり、夜に子供を預かってくれたりする。よく知った仲なので安心だし、子供たちは友達が夜になってもいるので楽しいことこの上ない。バースデーパーティーも楽しむことができる。

幼稚園のバザーに行って、手作りの大きな骨付きhoney hamの塊を、play groupの友人と争って競り落とした時はうれしかった。そのあと、その友人とgood fightを称え合い、ハムのおすそ分けをした。子供たちのおかげでできた楽しい思い出である。そのバザーの前に、幼稚園のペンキ塗りをしたのも、よい思い出になった。

パーティーで家族ぐるみの人間関係も作られる
Let's enjoy the party.

MGHには全体のパーティーもあれば、個人的なパーティーも多い。MGH全体のパーティーで思い出深いのは、Science of Museumでのパーティーである。子供たちも連れて行き、大いに楽しんだ。デパートメント全体のクリスマスパーティーなどもある。レジデント有志のバンドのThe Blues Brothersの演目には、皆、拍手喝采であった。個人の主催だが、大規模なパーティーもある。Dr. MacPeek主催のミントパーティーは、ミントの季節に行われ、皆でミントティーを楽しむ。我が家の子供たちは、犬を追いかけて芝生の上を走り回って、皆の人気者になっていた。個人の家のThanksgiving Dayに呼ばれたりすることもあれば、子供のお誕生日パーティーに呼ばれたり、呼んだりすることもある。面白かったこととして、同期のレジデントに「日本の文化を理解したい、だから是非Natto（納豆）を持ってきてくれ」というようなこともあった。パーティーは人間関係をよくする上でとても重要なものである。Attendingたちの優雅な生活ぶりも垣間見ることができる。いずれは、ああいう家に住みたいと思うことも多くあった。レジデント達のモチベーション向上につながっていることも間違いない。日本のようにひどく酔っぱらってしまう人もいないし、酒や芸の無理強いがないのもありがたい。

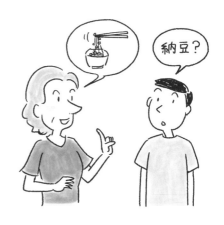

パーティー参加のルールを心得よ

RSVP, BYOF, BYOB

　日常生活では多くの略語が用いられる。正式なパーティーなどの招待状に「RSVP (Répondez s'il vous plaît)」とあれば、出欠の返事を出さなければならない。気楽なパーティーでは、「BYOF」とか「BYOB」などと書かれていることがある。BYOFは「Bring your own food」、BYOBは「Bring your own bottle」つまり、食べるものや飲み物は自分で持ってこいというものである。もちろん、相応のものは用意されているが、パーティーに行く時には、何かを持参するのが常である。お得意の料理だの、お気に入りのワインだのを持ち寄ってくる。そこで、お気に入りのものがあれば、しっかりとレシピを聞いておくようにするとよい。独立記念日の花火がよく見える高層マンションに住んでいる友人に呼ばれた時に出たのはラザーニャ。彼によれば、 おいしいラザーニャを作るコツは「Cheese, cheese, and more cheese」ということであった。私の持って行った、蒸し鶏のしょうゆ・ワサビソースも人気であった。今でも、そうしたパーティーで習った料理が家で出ると、当時のことを思い出す。

文 献

1) Cooper JB, et al：Critical incidents associated with intraoperative exchanges of anesthesia personnel. Anesthesiology. 1982；56(6)：456-61.

6   米国レジデントの生活：臨床編

綿密な周術期管理計画は安全への道
Meticulous perioperative management plan is the key
to make your practice rational.

　MGHで最初に教わったのは、しっかりとした麻酔計画を立てることの重要性である。患者の持つ併存症などの問題点、服用薬物などの治療とそのコントロールの状態、周術期に起こりうる問題点、問題が起こらないようにするための対策、問題が生じた場合の対応策、術後管理（場所や鎮痛法など）を表にしてまとめるようにと指導された。

　例えば、患者が糖尿病であれば、次に挙げるものが主たる項目になる。
①糖尿病に伴う神経、腎臓、網膜症などの合併症と程度
②血糖値やHbA1cなどの検査所見
③術中に起こりうる問題（例えば低血糖や高血糖など血糖値の異常）
④問題を予防したり、治療したりするための対策（血糖値測定、血糖値に応じたインスリン投与量など）
⑤術後病棟管理
⑥IV-PCAによる術後鎮痛　　など
また、患者が高血圧を持っていれば、次のような項目をまとめる。
①大動脈や主要臓器支配血管の動脈硬化
②服用薬物（中止や継続などの検討）
③病棟での四肢での血圧、心電図、腎機能などの検査所見
④術中の血圧や心拍数管理の目標値

⑤服用薬物と昇圧薬などの薬物相互作用
⑥術後の血圧コントロール　など

　高齢者になれば、併存疾患も多く、表は大きくなる。中には、周術期計画として相反するものも出てくる。それを、調整したものが最終的な周術期管理計画になる。さらに、手術に伴う合併症や、手術操作に伴う血圧変動や主要臓器の機能変化なども考慮する。こういった整理された考え方を身に付ければ、特に意識をしなくても、頭の中に表が浮かぶようになる。

治療にあたっては目標を決めて
Seek for the goal-oriented therapy.

　麻酔管理においては、goal（目標）を定めておくことが重要である。例えば、この患者の血圧や心拍数はこの範囲内に収めたいといった目標は、無意識のうちにも皆が定めているはずである。輸液量や尿量にしても同様であろう。人工心肺からの離脱時などは、心拍数、調律、血圧、中心静脈圧、肺動脈圧、心拍出量など、より綿密にgoalを定めておく必要がある。こういった指標は、それぞれ依存しているものであり、独立してコントロールすることは難しい。また、健常者と異なり、予備能が少ないために調節の範囲も狭くなる。このような難題を、どの指標を最重点とし、治療を行うかが治療を成功させるキーとなる。

何重にもバックアップ計画を立てよ
Always make plan A, plan B, and plan C.

　麻酔計画は、何重にもバックアップ計画を立てておく必要がある。手技がうまくいかない場合もある。術中に患者の状況も変わりうる。特に、患者の術前診察から考えられる合併症、術式により起こりうる合併症については、診断や治療についても考え、必要な準備をしておく必要がある。

優先順位を明確にせよ
Determine the priorities !

　麻酔科医は常に多くのことを同時進行させている。目で術野を観察し、術者の会話やモニターの音を聞き、点滴の落下や残量を確認し、血圧や心拍数、経皮的動脈血酸素飽和度（SpO_2）やカプノグラム、BIS（bispectral index）などを確認し、麻酔薬の調節を行い、電話で輸血部に連絡し、といったことをこなしている。Multitaskをこなすのは当たり前のことであり、様々な情報をもとに行動する必要がある。どの事項を優先するかの順位付けを常にし、それに従って行動しなければならない。その順序を間違えて大切なことを後回しにすると、患者が危険な状態に陥ることがある。

　優先順位を決定するには、まずその状況を把握する必要がある。また、一定のプロトコールに従う必要がある。典型的なのは心肺蘇生法であろう。米国心臓協会（American Heart Association；AHA）の一次救命処置（basic life support；BLS）や二次救命処置（advanced cardiovascular life support；ACLS）に則った蘇生法は、プライオリティが明確にされていることのほか、チームとして行動する際の役割分担も明確になっている。困難気道に遭遇した場合には、『日本麻酔科学会気道管理ガイドライン2014』[1]や米国麻酔科学会（American Society of Anesthesiologists；ASA）の『Difficult Airway Algorithm』[2]を参考に行動をすることになるだろう。日頃からシミュレーショントレーニングを含めて、トレーニングを重ねておく必要がある。

　しかし、すべてのことについてこのようなプロトコールやアルゴリズムがあるわけではない。また、患者の基礎疾患や麻酔法、術式などによってもvariationを加える必要がある。

　例えば、70歳男性の硬膜外麻酔併用全身麻酔下での胃全摘術を考えてみよう。既往として陳旧性心筋梗塞はあるが、駆出率は60％あり、全体としての心ポンプ

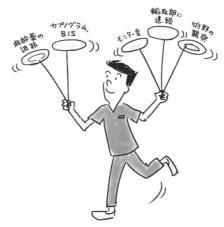

機能は良好である。もしこの症例で、術中に突然、血圧低下が起きた場合はどのように処置したらよいだろうか。原因を検索し、その原因に対する治療を行う必要がある。しかし、原因検索に時間をかけているうちに、さらに状態は悪くなる可能性がある。まずは術者にその突然の変化を知らせる必要がある。術者から手術操作に関係するものや、出血といった情報をもらえることもある。原因は何かを考えながら、次々と対処していく必要がある。

原因には以下のようなものが考えられる。
① 手術操作関連：内臓牽引や下大静脈圧迫、出血など
② 麻酔：心抑制作用を持つ麻酔薬、硬膜外腔への局所麻酔薬注入、硬膜外カテーテルのくも膜下腔迷入、血管拡張薬の投与など
③ 心筋虚血
④ 不整脈や高度房室ブロック
⑤ 気胸（緊張性気胸）
⑥ 肺塞栓症　　など
上記を踏まえ、以下のようなことを確認する必要がある。
① 手術操作：内臓牽引や下大静脈圧迫など術者に確認
② 麻酔：麻酔薬の過量投与、硬膜外麻酔カテーテルの確認
③ 出血：見えないところでの出血はないかの確認
④ 心筋虚血：心電図の確認
⑤ 血圧測定の正確さ：頸動脈の触知、動脈カテーテルが挿入されていれば圧波形の確認や、血液の吸引が容易にできることの確認、フラッシュが可能かの確認
⑥ 酸素化や換気：SpO_2 やカプノグラム、気道内圧、呼吸音の確認、必要に応じて胸部エコー検査や胸部X線撮影

対処法には以下のようなものがある。
① 原因の除去：内臓の牽引や下大静脈圧迫など手術操作に関連するものなら操作の中断、深すぎる麻酔が考えられるなら吸入麻酔薬や静脈麻酔薬などの投与量減少や中止
② 麻酔薬の減量、純酸素投与

③昇圧薬の投与

　④急速輸液

　これらを、まずできることから行っていく必要がある。状況によっては応援を頼む必要もある。このような状況の時に術者にも伝えず、血圧計や動脈カテーテルのチェックなどで時間をとっていると、事態は急激に悪化する可能性がある。最悪の可能性を考えて対応を進めていく必要がある。

　一般的な事項についての対処プロトコールを持つと同時に、それぞれの症例で予測される緊急事態についての対処法をあらかじめ考え、必要なものを準備しておくことは非常に重要である。

なすべきことをまずせよ！
First things first.

　麻酔科医はmultitaskを課せられている。前述のpriorityの決定と、その後の流れを把握しておく必要がある。

　まず、やらなければいけないことを確実に行うことが重要である。やるべきことを順序立てて、そして抜けなく実行する必要がある。

反射的な行動が危険なことも
Think twice before you move.

　手術室では、様々なことが急速に起こる。当然、素早い診断と行動が要求される。だが、あまりに反射的に対症療法に動くのは危険である。危機的な状況であるか、そうでないかの判断、もし危機的な状況であるならばその時のシステマティックな対処法を身に付けておく必要がある。

　反射的な行動というのは、自動血圧計や観血的動脈圧測定で低い値が表示されたといった時に、すぐに昇圧薬を投与するようなことである。本当に低血圧なのかを、まず判断する必要がある。心電図を見て調律や心拍数を確認し、パルスオキシメー

タのSpO_2の波形を確認しつつ、脈を触れるといったことが第一歩である。もし、心室頻拍や心室細動、あるいは心房細動が確認され、SpO_2の値も低く、呼気終末二酸化炭素分圧 ($ETCO_2$) も低いようであれば、危機的な状況と考えることができる。

　とにかく、あわてないことが重要である。事態を冷静に把握・分析し、それから行動に移しても多くの場合には問題がない。

対症療法の罠にはまるな
Cause and effect

　医療の世界においては、その原因と結果が重視される。何か変化が起きた時、その原因は何かを追求する (検索する) 必要がある。そして、原因療法 (casual treatment) を行うことになる。しかし、時には、対症療法 (symptomatic treatment) を行う必要がある。対症療法を行いながら、原因を検索し、根本的な治療をしなければならない。対症療法に終始していると、原疾患がどんどんと進行し、ついには取り返しがつかない事態になることもある。

　原因もよくわからない、対症療法にも反応しない状況が、私たちにとっては最も恐怖感を覚える状況である。

緊急事態では回避までに許される時間を見極めよ！
Quick action without hesitation

　麻酔においては、特に危急時には迅速な行動が要求される。危険な状況を回避するために、自分の持ち時間はどれくらいかを知る必要がある。

　例えば心房細動が起きても血圧が保たれていれば、β遮断薬の投与で対応できるだろう。高度の血圧低下や心筋虚血が起きていれば、緊急にカルディオバージョンが必要になるだろう。

　心停止など危機的な状況が近ければ、素早い行動が重要である。助けも呼ばなければならない。行動しながら考えなければならないことも多い。日頃から能力を

培っておかなければ、迅速な行動はできない。迅速に行動するためには、無駄のない行動パターンを身に付けておく必要がある。その時、何が最も重要であり、最も早急な処置を必要とするのかのpriorityを見抜く力も重要である。

危ないと思ったら迷わず助けを求めよ！
Ask for help.

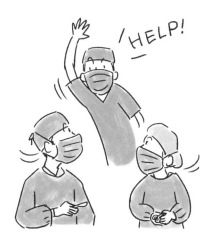

麻酔科医のよいところは、全身麻酔にしろ、区域麻酔にしろ、おおよそのことは、ひとりでできることである。しかし、危機的状況が起きた時、あるいは起きそうになった時は、やはり助けが必要になる。そのような時、助けを呼ぶことを躊躇してはならない。つまらないプライドなどにしばられてはならない。

たとえ麻酔科医の支援が得られなくても、手術室であれば、必ず看護師や外科医がいるはずである。彼らに助けを求めること、どのように助けてほしいか、何をしてほしいかを伝えることが重要である。

これは危機管理能力の問題である。まず、危機的状況が迫りつつあることを察知しなければならない。麻酔導入をしたものの、換気が難しい、できないという時などは、まずは手元にあるエアウェイなどを挿入したりして対応をする。しかし、マスク換気も難しい、気管挿管も難しい（cannot ventilate、cannot intubate）といったような状況では、どうしても助けや道具が必要になる。あるいは急速出血が起さた場合には、急速輸液や輸血を行うとともに、新たな静脈路の確保、血液のオーダーなどが必要になる。このような状況に、ひとりで対応することは難しい。人集めをしたら、役割分担を明確にして、チームとして行動することが重要である。

術中検査は目的を持ってオーダーせよ
Before you order intraoperative tests, think about how it helps your decision making.

　MGHでは手術時なども、安易に血液検査をしないように指導された。ルーチンで、あるいは念のための検査というものは、まず行われない。検査が必要とされるのは、自分のdecision-makingに検査結果が必要な時のみである。また、検査を出す前に、その検査結果を予測することや、検査結果に従った治療のプロトコールができていることを求められた。例えば、単に出血量が増加してきたから採血検査するのではなく、採血の結果ヘモグロビン値がこれだけあったら、輸血を何単位オーダーするかを考えておく必要があった。

　検査結果が自分の予想と大きく異なるようであれば、自分の症例に関する把握が不十分であることを意味している。何が自分の予想を外れさせた要因かを、よく考える必要がある。

　念のために検査をして、その検査結果を見てから、自分がどう対応しようかと考えるような習慣はつけないようにしたい。

不十分な術後鎮痛は麻酔管理を台無しにする
Is analgesia satisfactory ?

　手術は生体にメスを加えたり、組織損傷を加えたりするものである。そのため、当然のことながら痛みが生じる。麻酔中であれば患者は痛みを感じることはないが、生体に加えられた侵襲により交感神経系刺激や内分泌系刺激が起こる。その後に起こる炎症反応によっても痛みが生じる。麻酔中は、区域麻酔を行ったり、十分量のオピオイドを投与したりすることで、侵害刺激による反応を抑制することができる。問題は、術後鎮痛をどのようにするかである。

　鎮痛薬は、鎮痛作用時間が限られている。持続鎮痛法や、患者管理鎮痛法を行えば、こうした作用時間の問題点はカバーできる。問題は、鎮痛薬により起こされる様々な副作用である。オピオイドは強力な鎮痛作用を持つが、呼吸抑制や悪心・嘔

吐（postoperative nausea and vomiting；PONV）などの副作用を起こす。覚醒時の鎮痛作用を最大にし、呼吸抑制を最小限にするためには、オピオイド投与のタイミングをよく考える必要がある。術後のオピオイド投与は術後PONVのリスク因子であるが、PONVを予防するためのドロペリドールなどの薬物による副作用も起こりうる。

痛みの評価は定量的、定期的に
Use the pain scale.

痛みの程度については、numeric rating scale（NRS）やvisual analog scale（VAS）、face scaleなどで定期的に評価し、十分な鎮痛（例えばNRSなら3以下）が得られているかを確認、記録する必要がある。客観的な記録があれば経時的に痛みのフォローができ、より良い鎮痛療法が行える。

薬物使用にあたっては、それぞれの薬物の特徴、副作用をよく把握しておく必要がある。痛みの評価に加え、副作用の評価も行う必要がある。

自分の生活を大切に
There's no place like home. (The Wizard of Oz)

MGHでのレジデントになって3カ月目のことだった。3カ月目のレジデントが担当するにしては重症患者であった。術式も複雑で、通常は引き継ぎの時間となる17時になっても手術は終了しなかった。On callのレジデントが交代に来てくれたが、私は日本における研修医時代のように最後まで自分で担当したかったので、そのまま残ると言って麻酔を続けていた。それから30分くらいして、on callのattendingがやってきて、麻酔を当直医と代わって帰宅するようにと説得された。私が、それでも残りたいと言ったら、「君は家に帰りたくない理由でもあるのか？」と聞かれた。「もちろん、そんなことはない」と答えると、「こういった症例は、これからのMGHでのレジデント中にはたくさんある。今日は家に帰れ」と諭された。元

から定時の手術時間内で終わることは期待されておらず、on callのレジデントが引き継ぐ予定の手術でもあった。

　その時、ここは日本とは違うのだなと認識した。なんでも頑張ればよいというものではない。働く時と休む時、onとoffを明確にしないといけないのだということを学んだ。それからは、17時になれば、術前診察などを済ませて帰宅するようにした。それどころか、レジデント2年目くらいになると、17時過ぎてもon callのレジデントが来ないと、「なんで遅いんだ」と文句を言いたくなるほどだった。

早起きは三文の徳
The early bird gets the worm.

　米国のレジデントの朝は早い。普通の手術でも朝7時から7時半の間には患者は入室する。心臓手術では6時半には患者が入室する。麻酔器の始業点検を行い、薬物の準備をするのに30分はかかる。始業点検の手順に手抜きは許されない。少なくとも15分くらいはかかる。たまたま予備酸素ボンベの残量が少なければ、酸素ボンベの交換もしなければならない。したがって、6時には手術室の準備を始める必要がある。準備中に患者が到着すると、焦りが生じるので、十分な時間的余裕を持っていなければならない。

　当時は郊外に住んでいて、MGHまではバスと地下鉄を乗り継ぐので通勤時間は40分程度であった。朝5時過ぎには家を出る必要がある。冬などは、足跡ひとつない雪道を、星降る中、病院に向かうことになる。緊張感いっぱいに病院に向かっていたことを思い出す。

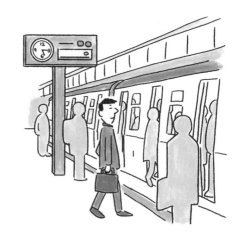

　その早起きのおかげで、早朝の緊急手術が回されてくることもある。最も重症だったのは、腹部大動脈瘤手術後の腹部大動脈グラフトの十二

指腸穿孔による出血であった。出血性ショックに加えて、拍動性の吐血により挿管困難な症例であった。もう1例、印象に残っているのは、上部消化管穿孔であったが、高度の「人食いバクテリア」(劇症型溶血性レンサ球菌感染症) のために四肢を切断しており血圧計を巻ける場所もなかった。術中に浅側頭動脈に動脈カニューレを挿入した。麻酔チャートには、心拍数と耳朶につけて測定したSpO$_2$の値の記録だけがしばらく並んでいた。日本でも、朝7時には出勤していたが、心臓外科の緊急手術や、再開胸のために、「稲田先生は病院にいるに違いない」と呼び出されたことがある。

　こういった症例が回ってくるのも、on callチームからの引き継ぎ時間に病院に着いているからこそである。

決断せよ。そして責任を負え
It's my call.

　何事もEBMで解決するわけではない。個々の患者や、その置かれた状況、タイミングなどにより判断が変わることもある。そんな時、「It's your call」などと判断を求められることがある。

　思い出すのは、ERでの緊急挿管で起きた事例である。MGHでは、院内の心停止の際に挿管を担当する医師と、院内の呼吸不全などに対して挿管を担当する医師が毎日決められていた。呼び出されれば、挿管や気道管理に必要な器具を持って現場に駆けつける。ある夜、私が呼吸不全に対して挿管をする担当日のことであった。ERの内科医師から、緊急挿管の依頼が来た。すぐに駆けつけ、挿管しようとしたが、呼び出した内科医師が「挿管はやめてくれ」と申し出てきた。私は、その患者は挿管、人工呼吸が必要と考えて「挿管が必要である」と訴えて挿管しようとした。そこで、ERの内科医師と一悶着が起きた。私の言い分は、「You call me for intubation. I am now responsible for airway management. I will intubate this patient. It's my call」しかし、決着はつかずにらみ合いとなった。「Identify yourself」と言って向こうも名乗り、私も名乗り、別れとなった。そして私が現場を離れてICUに戻った数分後に、また連絡が来た。「患者は呼吸停止状態、すぐに挿管

してくれ」ということだった。ERに走って戻る途中、頭の中では「I told you so」という言葉でいっぱいだった。私が挿管し、向こうが謝罪し、「Apology accepted」ということになった。

「It's my call」という言葉には責任が伴う。

あとは任せろ！
We take it from here.

ほっとする言葉でもあり、少し癪に障る言葉でもある。私がこの言葉を聞いたのは、真冬になって凍結したCharles riverに落ち、低体温となった患者の蘇生の時であった。その月、私は一般外科の麻酔のローテーションだった。Room #38であったことは、今でも覚えている。

たまたま担当症例がキャンセルになった私の手術室に患者が運ばれてきた。人工呼吸、ライン確保などをしたところへ現れたのが心臓麻酔チームであった。人工心肺を用いて復温するという。私は日本の研修医時代に心臓麻酔もしていたので、対応できると思っていた。しかし、そこに現れた心臓麻酔のattendingに「I take it from here」と言われて、私はお役御免となった。手伝おうと申し出たが、必要なしということで手術室から追い出された。悔しい思いもしたが、相手がプロ中のプロでは仕方がない。私が1st callレジデントの時も、こんな言葉で、ほかの経験のあるレジデントに症例を引き継がせたことも多い。そんな時は、翌日、昨日の症例がどのようになったかを、担当していたレジデントに報告したものである。

一方、on callの日に、早朝からの症例を、朝に出勤してきたフレッシュなチームが「We take it from here」と言って引き継いでくれた時には、大いに感謝したものである。

「We take it from here」と言う時には、それを言われる相手の気持ちをよく汲まないといけないと思う。

経験がものを言う時もある
Play by the book vs. Play it by ear

　私たちが学ぶべきは、まずは定石である。教科書的にきっちりと医療を実施することが基本である。しっかりとトレーニングを積んで学んでおけば、決して難しいことではない。

　しかし、患者が重症で、手術の状況によって柔軟な対応を求められることがある。そのような時は、状況を見ながらその場で判断し、play it by earで麻酔管理をするということになる。

　困難な症例にあたった時、attendingが「Let's play it by ear」と言って対応した時には、さすがと思ったものである。

与えられた状況で最良の選択をせよ
It may be not perfect but optimal under the circumstances.

　状況が厳しくて、これでぎりぎりということがある。そのような時は、そこで手を打って、また別の方策を考えるべきである。常に完璧にするのは難しい。与えられた状況、与えられた時間の中で、最大限の効果を上げるような行動をとらなければならない。

失うものがなければ、あとは得るものだけ
I have nothing to lose.

　これは最悪の状態を意味する言葉であると同時に、活路を開く言葉でもある。決してやけになっていう言葉ではない。

　失うものがなければ、あとはgainあるのみである。絶望せず、前向きでありたい。

何が正しい方法かは教科書的には決められないこともある
Wrong way, right way or MGH way ?

　判断に困ることがある。明らかに誤ったアプローチは避けなければならない。Right wayは、教科書的なアプローチである。しかし、患者の置かれた状況は様々である。なんでも教科書的にできるわけではない。EBMも判断の助けとはなるが、最大公約数を示しているだけであり、複雑な個々の事情に対して解答を与えてくれるわけではない。教科書的とは言えないが、MGHの持つ充実したマンパワー、設備、長い年月をかけて培ってきたものを背景に行動すれば、その状況で最善の結果を招くであろうという方法がある。それがMGH wayである。MGHという最良の状況があればこそ、成り立つ方法である。その強みを知ると同時に、別の施設では通用しないかもしれないということをよく認識しておく必要がある。
　伝統ある施設であれば、必ず存在する独自の方法があると思う。教科書的な正しさだけでなく、その施設の長所を生かした方法を学びたい。

高用量モルヒネから高用量フェンタニル麻酔、
そしてレミフェンタニルの時代へ
Everyone has the best time of his life.

　1960年代にMGHのDr. Lowensteinが始めた高用量モルヒネ麻酔 (1mg/kg) は、心臓麻酔を大きく変えた。それまでの麻酔と比較して、血行動態の安定が得られた。しかし、高用量モルヒネ麻酔では、導入に時間がかかること (モルヒネの作用発現時間、急速投与によるヒスタミン遊離による低血圧のリスク) や、モルヒネによる呼吸抑制のために術後人工呼吸時間が長くなるといった欠点があった。それに代わったのが高用量フェンタニル麻酔 (50〜100μg/kg) であり、高用量モルヒネ麻酔の欠点がなくなった。高用量sufentanil麻酔も行われた。現在は、他の薬物との組み合わせによっても安定した血行動態が得られることから、中等量フェンタニル麻酔 (20〜30μg/kg) が広く行われるようになり、人工呼吸時間はさらに短くなり、fast-track cardiac anesthesiaが可能になった。

図1の症例は57歳男性の3枝病変に対する人工心肺下冠動脈バイパス術である。頚動脈・椎骨動脈狭窄や、軽度腎機能不全も合併していた。この症例ではフェンタニル1mL（＝50μ）/kgを用いて導入している。導入前にMGHの慣例で肺動脈カテーテルを挿入している。波形はすべて紙の上にも記録していた。Attendingが「圧波形ではなく、記録している針の動きを見ろ!」と指導している。つまり、「針の上昇速度の変化を見て肺動脈カテーテル先端がどこにあるかを判断しろ、波形がディスプレーに出てからでは遅すぎる」という意味である。秒単位の違いだが、プロになるの

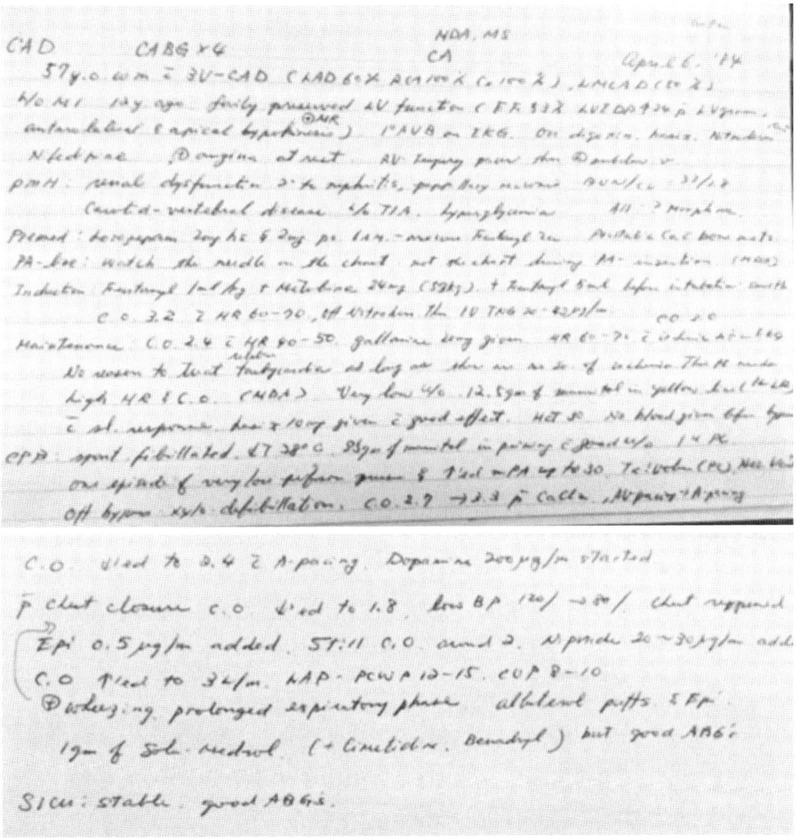
CAD CABG×4
57 y.o. w.m. 3V-CAD
C.O. ↓'ed to 2.4 A-pacing. Dopamine 200 μg/m started
p̄ chest closure C.O. ↓'ed to 1.8, low BP 120/ → 80/. Chest reopened
Epi 0.5 μg/m added. Still C.O. around 2. Nipride 20~30 μg/m added
C.O. ↑'ed to 3 L/m. LAP - PCWP 12-15. CVP 8-10
⊕ wheezing, prolonged expiratory phase albuterol puffs
1 gm of Solu-medrol (+ Cimetidine, Benadryl) but good ABGs
SICU: stable. good ABGs.

図1　57歳男性、冠動脈バイパス術中の低心拍出量と気管支痙攣

閉胸後に心拍出量減少、血圧低下が起き、再開胸もしている。気管支痙攣も起きており、β刺激薬の吸入や低用量アドレナリン投与も必要であった。心臓麻酔では、時々刻々と状況が変化するので、より綿密な観察と迅速な治療が必要になる。

だったら、そのレベルで勝負しろという教えである。

　フェンタニル麻酔では心拍数が減少する。あまり減少しないように、パンクロニウムや、この症例にあるようにガラミン（いずれも現在は発売中止）を用いていた。筋弛緩のためではなく、これらの副作用である心拍数増加を利用していたわけである。この患者では心拍数が40〜50bpmとなったので、ガラミンを投与し、心拍数は60〜70bpmに増加している。冠動脈疾患患者では、この程度の心拍数でも心筋虚血を起こすことがある。ここでも「"比較的頻脈"であっても、心筋虚血がなければ治療の必要はない」と指導されている。

　術者のDr. Cary Akins (CA)は、心室細動として、大動脈遮断をせずにバイパス術を行うため、灌流圧を高くするようにしていた。最初の症例では、そのことを理解せず、大動脈遮断を行う手術と同様に灌流圧を60mmHg程度にしていて、大変な勢いで怒鳴られたことがある。術式を理解していなければいけないという教訓である。

　私がMGHで過ごした間にも、心臓麻酔も、術式も、冠動脈インターベンションも大きく変わってきた。現在は、レミフェンタニルや中等量フェンタニル、プロポフォールの麻酔が中心になっている。心臓保護のために揮発性麻酔薬も用いられる。時代に取り残されないようにしなければならない。

よい血管ラインがないと安全な麻酔管理はできない
Poor vascular access hamper your anesthetic care.

　複雑な麻酔をする場合には、静脈路に加え、動脈カテーテル、時には中心静脈カテーテル、肺動脈カテーテルなどの挿入が必要な場合がある。

　図2に示すredoの三弁置換（AVR、MVR、TVR）では、いろいろなことが起きている。三尖弁狭窄と三尖弁逆流が強く、肺動脈カテーテルは最終的には右房に留置した。中心静脈圧は20〜30mmHgと高かった。人工心肺中に、心臓外科医がサーミスター付きの4フレンチの肺動脈カテーテルを右室から肺動脈内に留置した。肺動脈圧は60/25mmHg、肺毛細管楔入圧は30mmHg、v波は45mmHgと高かった。人工心肺後、元から右房内に留置してあった肺動脈カテーテルと、右室か

ら肺動脈に留置したサーミスター付き肺動脈カテーテルを利用して、心拍出量測定を行っている。こうしたアイデアは、豊富な臨床経験がなければ出てこない。

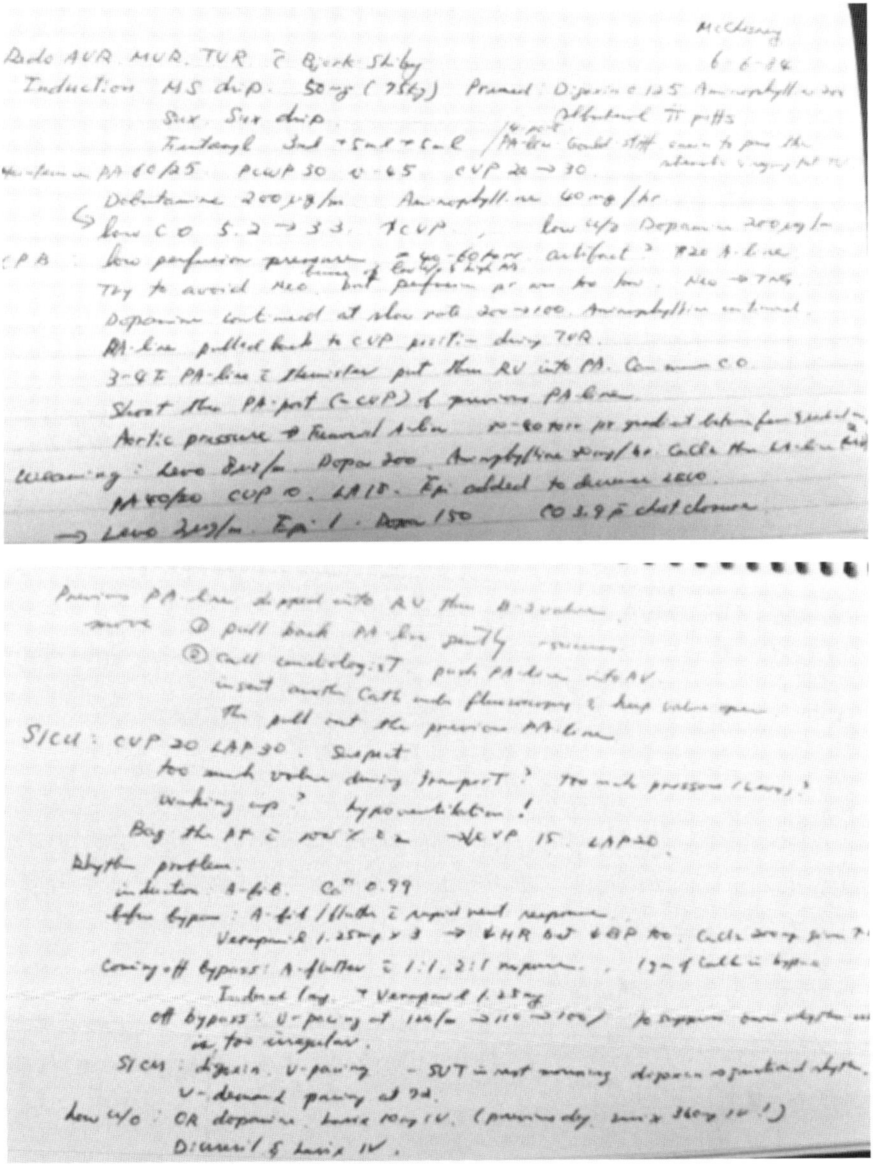

図2 redo AVR、MVR、TVR（次頁に続く）

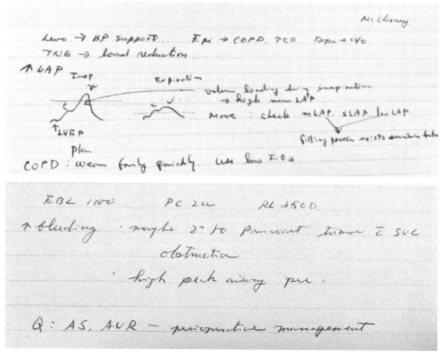

図2 redo AVR、MVR、TVR（前頁より続き）

珍しくモルヒネ持続投与（50mg）による麻酔導入である。心房細動の心拍数コントロールでも苦労していることがわかる。

　MGHで体験した危機的出血では、静脈路の先端の接続部分を切断したものを術野に投げ入れて、その先端、つまりチューブそのものを下大静脈に挿入、縫合してもらって輸液路として用いたこともある。これほど流量がとれるラインは経験したことがない。

　単純な症例にしろ、確実な静脈路を確保することは基本中の基本である。たとえ時間がかかっても、自分が安心して麻酔管理ができるような血管ラインを確保しなければならない。

Autonomic hyperreflexia を防ぐためには
感覚がなくても麻酔が必要
Patients with high thoracic spinal cord injury need either
spinal or deep general anesthesia to prevent autonomic
hyperreflexia (autonomic dysreflexia) .

　T6より高位の脊髄損傷患者で、重傷後週間以上経過している場合はautonomic hyperreflexiaを起こすことがある。急激に起こる異常高血圧と、徐脈が特徴である。脊髄の不完全切断よりも完全切断で起きやすい。T10以下の脊髄損傷では、autonomic hyperreflexiaは起きにくい。

　MGHで外傷により胸髄損傷を起こした肥満患者の日帰り手術での膀胱鏡検査が予定された時に、脊髄くも膜下麻酔(脊麻)をするように指示された。患者は胸髄損傷があり、損傷部位より下部の痛覚はない。Attendingにautonomic hyper-reflexiaを避けるためと言われたが、その意味がよくわからなかった。膀胱や腸管、あるいは子宮収縮などが起こると、上位からの副交感神経による抑制がないために、交感神経系緊張により高度の高血圧が起こりうる。

　尿道の局所麻酔や、鎮静ではautonomic hyperreflexiaを防ぐことはできない。脊麻はしたけれど、知覚がないために脊麻高の判定ができない。血圧低下の度合いなどから、脊麻が十分に効いていると判断して、膀胱鏡検査が始まった。

重症高血圧患者の血行動態管理は難しい
Patients with renal artery stenosis may have labile
hemodynamics during surgery.

　腎動脈狭窄症による高血圧に対して、肝動脈-腎動脈バイパスや、脾動脈-腎動脈バイパス術がしばしば行われていた。高度の高血圧を合併することが多く、薬物治療ではコントロールが難しいことが多い。

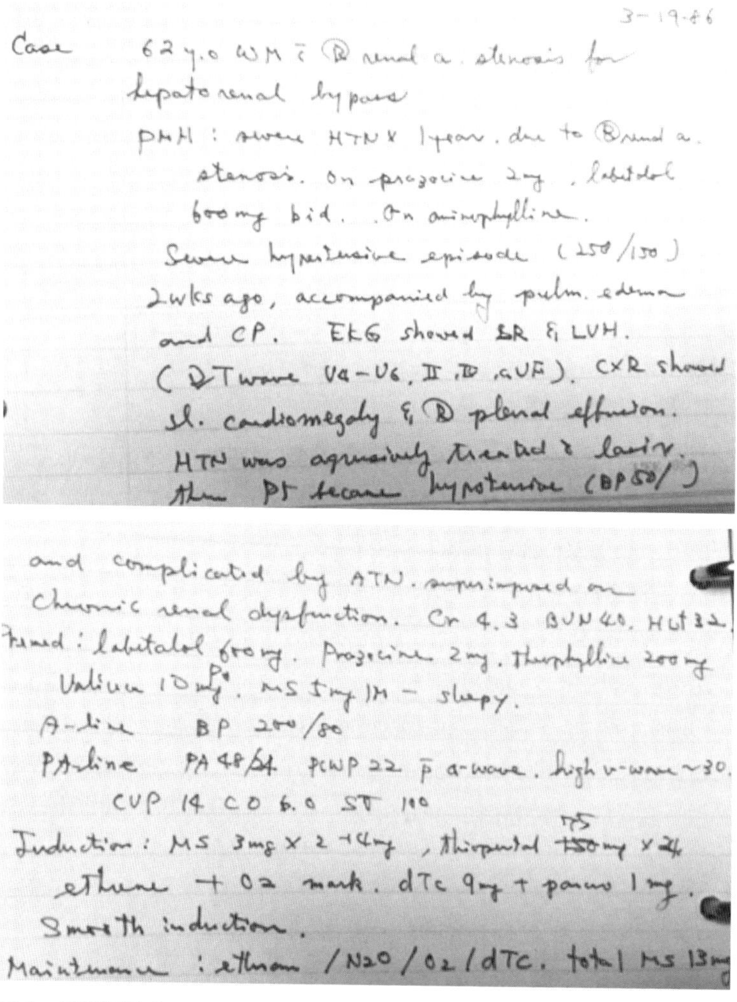

Case   62 y.o WM c̄ ℞ renal a. stenosis for
       hepato renal by pass
       PMH : severe HTN x 1 year. due to ℞ renal a.
             stenosis. On procicine 2mg. labetalol
             600mg bid. On aminophylline.
             Severe hypertensive episode (250/150)
             2 wks ago, accompanied by pulm. edema
             and CP. EKG showed SR c̄ LVH.
             (⊗ T wave V4-V6, II, III, aVF). CXR showed
             sl. cardiomegaly c̄ ℞ pleural effusion.
             HTN was agressively treated c̄ lasix.
             then PT became hypotensive (BP 50/)

and complicated by ATN. superimposed on
Chronic renal dysfunction. Cr 4.3 BUN 40. Hct 32.
Round : labetalol 600mg. Procicine 2mg. theophylline 200mg.
        Valium 10mg. MS 5mg IM — sleepy.
A-line   BP 200/80
PA line   PA 48/24. PCWP 22 c̄ a-wave. high v-wave ~30.
            CVP 14 CO 6.0 ST 100
Induction : MS 3mg x 2 +Ccmg , thiopental 150mg x 2 (75)
            ethrane + O2 mask. dTC 9mg + pavro 1mg.
            Smooth induction.
Maintenance : ethrane / N2O / O2 / dTC. total MS 13mg.

図3 腎動脈狭窄による高血圧患者における術中心筋虚血（次頁に続く）

　図3の患者は高度の高血圧（250/150mmHg）により肺水腫を起こし、その後は
低血圧となり急性尿細管壊死（ATN）も起こしている。
　入室時も200/80mmHgと高血圧であった。肺動脈カテーテルを挿入したところ、
肺動脈圧も48/24mmHgと高く、PCWPも22mmHgと高かった。術後も高血圧、
頻脈となり、心電図上ST低下を認め、ニトログリセリンとプロプラノロール静注で心
筋虚血は改善している。

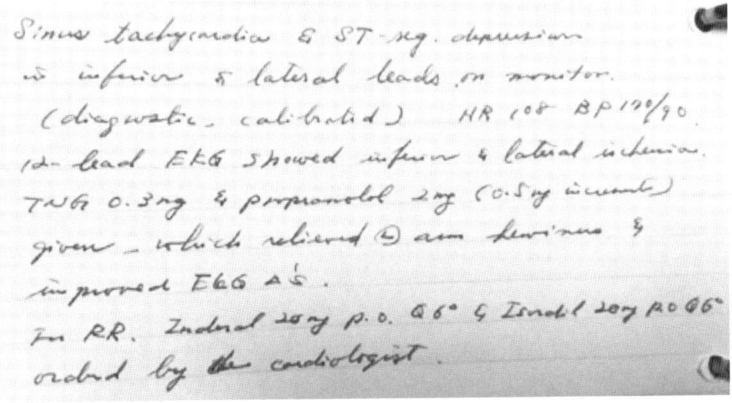

Sinus tachycardia & ST-seg. depression
in inferior & lateral leads on monitor.
(diagnostic, calibrated) HR 108 BP 170/90.
12-lead EKG showed inferior & lateral ischemia.
TNG 0.3mg & propranolol 2mg (0.5mg increments)
given - which relieved Ⓛ arm heaviness &
improved EKG Δ's.
For RR. Inderal 20mg p.o. Q6° & Isordil 20mg p.o. Q6°
ordered by the cardiologist.

図3　腎動脈狭窄による高血圧患者における術中心筋虚血(前頁より続き)

現在であれば、レミフェンタニルとプロポフォールで麻酔をし、β遮断薬としてはランジオロールかエスモロールを使用したりするのであろう。硬膜外麻酔も併用するかもしれないが、局所麻酔薬の投与は慎重に行う必要があるだろう。こうして、昔の症例を見直し、現在だったらどうするのかを考えてみると面白い。

多発性硬化症患者における脊髄幹麻酔では十分な術前説明が重要

Is spinal anesthesia contraindicated in patients with multiple sclerosis?

多発性硬化症は難病のひとつであり、その発生頻度は日本では10万人に8〜9人と推定されている。白人で発生率が高く、男性より女性で発生率が高い。地域的には北欧、緯度の高い地域での発生が多い。複視、筋力低下(特に下肢)、感覚障害、自律神経系障害など様々な神経症状が出現し、しかも症状が変化するのが特徴である。脊麻や硬膜外麻酔を行うと、神経障害が悪化するという報告がある。また、症状が変化した場合、脊髄幹麻酔による影響と鑑別が難しいという問題点もある。スキサメトニウム投与により、高カリウム血症を起こしたという症例報告もある。患

者には、神経障害が出現・変化する可能性があることを術前にしっかりと説明しておく必要がある。

　図4は尿管結石に対する体外衝撃波結石破砕術（extracorporeal shock wave lithotripsy；ESWL）であったが、atracuriumを用いて挿管して、全身麻酔としている。

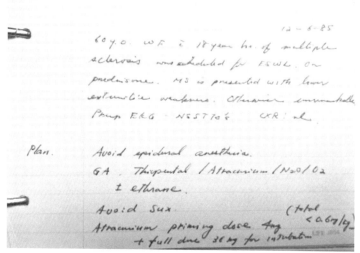

図4　多発性硬化症患者のESWL
60歳の白人女性。多発性硬化症の罹患歴は18年。下肢の筋力低下がある。

病的肥満があれば酸素化の悪化が起きる
Morbid obesity patients carry many risks including intraoperative hypoxemia.

　米国の肥満率は高い。『2017-2018 National Health and Nutrition Examination Survey (NHANES)』[3]によれば、過体重は73%、そのうちの43%は肥満、10%は重症肥満であると報告されている。2015年の報告では、BMIが40以上の病的肥満の頻度は6.6%と推定されている[4]。そのため、米国では病的肥満患者の麻酔をする機会がしばしばある。

図5の患者は身長155cm、体重126kgという病的肥満であった。足首の手術であったが、迅速導入をしているが、エンフルラン〔当時はハロタンとエンフルラン（現在、発売中止）のみが市販されていた。イソフルランが出たのは少し遅れ、セボフルランはさらに遅れて市販された〕により血圧低下が起きた。喘鳴があり、酸素化も悪化していた。ずいぶんと大きな1回換気量を使用しているが、当時は1回換気量を10～15mL/kgと多めに設定するのが普通であった。気管支痙攣もあり、呼吸数を増やしたくなかったせいもあるかもしれない。

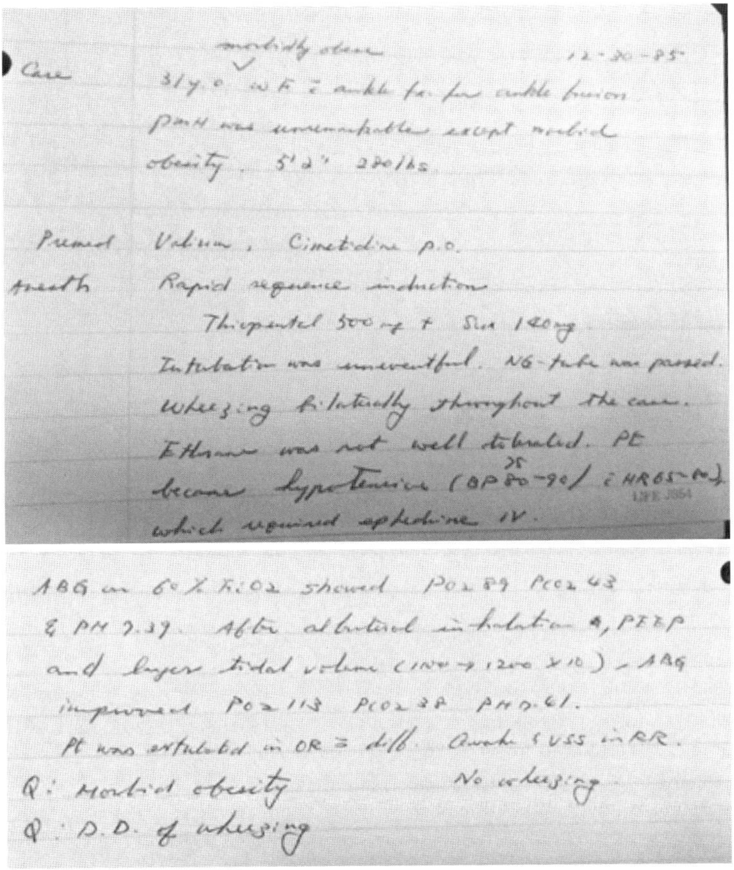
morbidly obese
12-30-85
Case 31 y.o. W F c̄ ankle fx for ankle fusion
PMH was unremarkable except morbid obesity. 5'2" 280 lbs.
Premed Valium, Cimetidine p.o.
Anesth Rapid sequence induction
Thiopental 500mg + Sux 140mg
Intubation was uneventful. NG-tube was passed.
Wheezing bilaterally throughout the case.
Ethrane was not well tolerated. Pt became hypotensive (BP 80-90/35) c̄ HR 85~
which required ephedrine IV.
ABG on 60% FiO2 showed PO2 89 PCO2 43
& PH 7.37. After albuterol inhalation, PEEP
and larger tidal volume (1000 → 1200 x 10), ABG
improved PO2 113 PCO2 38 PH 7.41.
Pt was extubated in OR c̄ diff. Awake & VSS in RR.
No wheezing
Q: Morbid obesity
Q: D.D. of wheezing

図5　病的肥満患者における酸素化の悪化

32歳の女性。身長155cm、体重128kg。迅速導入をして、全身麻酔とした。術中に酸素化の悪化を認めた。

現在なら、どのように麻酔をするのであろうか。超音波エコーガイド下の神経ブロックを行うかもしれないが、病的肥満があり、それでも苦労した可能性はある。

心臓移植後患者では交感神経の除神経に注意せよ
A patient is doing well after heart-transplantation.

当日入院（same day admission）の30代後半の女性で、子宮全摘術であった。手術室で麻酔前の診察を行った時、その病歴を見て驚いた。数年前にウイルス性心筋炎による心不全に対して心臓移植を受けていた。テニスもできるし、運動耐性もよい。ただ、心電図を見るとP波が2つ存在していた。自分自身の残された心房から出るP波と、移植された心臓から出るP波である。心臓への交感神経が切断されているために、心拍数増加のためには血中カテコラミン上昇が必要になる。アトロピンは効果がない。イソプレナリン静注の準備をして全身麻酔としたが、血行動態上も大きな問題なく終了した。

心臓移植を受けた患者がこうして普通に手術を受けに来るということや、移植に成功すれば日常生活を正常に行えるということが印象的であった。心臓移植後の拒絶反応診断のための心筋バイオプシーや、心臓移植から間もなく行われた泌尿器科緊急手術の麻酔の際の患者の不安定さや重症感の印象が残っていたので、なおさらに印象的だった。ちなみに、泌尿器科緊急手術は持続脊髄くも膜下麻酔として、局所麻酔薬を少量ずつ投与し、麻酔高を必要最小限に留めることで血行動態維持ができた。

文献

1) 日本麻酔科学会：日本麻酔科学会気道管理ガイドライン2014（日本語訳）〈2015年4月28日改訂〉. [https://anesth.or.jp/files/pdf/20150427-2guidelin.pdf]

2) Apfelbaum JL, et al：Practice guidelines for management of the difficult airway：an up-dated report by the American Society of Anesthesiologists Task Force on Management of the Difficult Airway. Anesthesiology. 2013；118(2)：251-70.

3) CDC：National Health and Nutrition Examination Survey（NHANES 2017-2018）. [https://wwwn.cdc.gov/nchs/nhanes/continuousnhanes/default.aspx?BeginYear=2017]

4) Sturm R, et al：Morbid obesity rates continue to rise rapidly in the United States. Int J Obesity (Lond). 2013；37(6)：889-91.

7 On call

レジデントは病院にいるのが当たり前!?
Residents in the house

　Houseはいろいろな意味を持っているが、病院という意味も持っている。医師が病院にいるのであれば、「He is in the house」となる。またresident（レジデント）といえば一般的な意味は住民であるが、病院の場合にはそこに住み込むようにいるのがレジデントであり、住み込み医である。レジデントはhouse officerとか、house physicianとも呼ばれる。

　レジデントには365日24時間、働き学ぶというイメージがある。外科レジデントであれば、1日おきの当直を5年間も続けることになる（ある外科レジデントが「レジデント最終日にはタキシードを滅菌して手術に入る」と言って笑わせていたのも頷ける）。

当直は学びの場
I'm on tonight.

　日本ではon callというと、「宅直」「自宅で待機する」という意味合いのことが多い。米国でon callといえば、「当直」ということになる。MGHでは、手術室のon callレジデントは一般手術の担当に5〜6人、心臓麻酔の担当に1人が、そのほか3つあるICUに1人ずつon call医が配置され、すべてin house（院内）であった。また、一般手術室担当のattendingが院内に1人いた。心臓麻酔、ICUのon call医とレジデントは院内でのon callであったが、フェローやattendingは院外でのon

MGHのon call態勢

	on callレジデント (院内)	on callレジデント (院外)	attending	フェロー※
一般手術	5〜6人 (院内)	0人	1人 (院内)	0人
心臓手術	1人 (院内)	0人	1人 (院外)	1人 (院外)
ICU (3室)	3人	0人	2人 (院内) 1人 (小児科)	2人 (院外)
小児手術	0人 (院内)	1人	1人 (院外)	0人

(1980年代当時) ※：フェローは随時院内on callとなることもある

callであった。小児麻酔はレジデントもattendingも院外でのon callであった。

　On callの日は夜間にまで残った手術の麻酔を行うほか、緊急手術にも対応し、当日offになっているレジデントのための術前診察を行う。3日に1回はall nightで働くと思っていればよい。緊急手術の麻酔は、状態の悪い患者を相手に、少ない情報と限られた時間で対応しなければならず、大変な修練の場になる。

　レジデントチームのトップは1st callレジデントと呼ばれ、その下にサポート役で2nd callレジデントが付く。夜の手術室の使用方法や、担当麻酔科医の決定、麻酔管理方針の決定などのマネジメントは1st callレジデントが行う。一般に2nd callレジデントのほうが1st callレジデントよりも経験があり、補佐役となる。Attendingは助けを求めれば援助してくれるが、夜のマネジメントは1st callレジデントに任されているといってもよい。1st callレジデントは、手術室の管理者となるための訓練でもある。

　昼間が表社会とすると裏社会のようなものだが、夜の手術室はレジデントの世界だといつも感じていた。

小児麻酔はon callのレジデントと小児麻痺専門医の領分
On call on the Independence Day.

　米国の独立記念日 (7月4日) に小児麻酔のon callレジデントだったことがある。小児の緊急手術が生じたため、20時過ぎに呼び出しを受けた。車で病院に向かった

が、Charles river周辺は独立記念日の花火見物のため渋滞で車が進まない。

　病院に到着すると、2歳のメキシコ系の肥満した小児が既に手術台の上に寝ていた。ずっとヤギのミルクで育っていたとかで、体重は多いものの、貧血などもあり、栄養状態は良いとは言えなかった。当直のon callチームが5人くらいで周りを囲んでいて、私が手術室に入ると歓声で迎えられた。どうやら緊急手術もなく、暇だったようである。皆の注目を浴びながら、on callのattendingと共に麻酔をしたことを覚えている。

　緊急心臓手術は院内にいるon callのレジデントと、院外にいる心臓麻酔専門医が対応する。餅は餅屋、専門領域はそのサブスペシャリティ領域の専門医に任せるのが一番である。

肝臓移植のためのon callは特別扱い
On call for liver transplantation is a special task.

　米国における肝臓移植は主として脳死後の肝移植であり、いつ実施されるかわからない。そのため、院内のon callチームを作ることはできず、希望者でon callチームが作成されていた。ジュニアスタッフになりたての頃、肝臓移植グループに入れてもらったことがある。通常のon callチームとは、全く別チームである。何も症例がなければ50ドル、もし症例を担当すれば500ドルという報酬が出た。ただし夜中に働いても翌日はoffにはならない。

　ある日曜日、ようやく私にも出番が来た。病院に到着し、患者の術前回診、informed consent (IC) をとり手術室まで移送したのだが、麻酔導入のgo signが出ない。ドナーの肝臓を受け取りに行った移植チームが乗った飛行機が、霧のために飛び立てないという。2時間余りのスタンバイの後に、ようやく手術を開始することができた。

　臓器が良い状態で届かないことには、手術は成功しない。長く、緊張した時間であった。

真夜中のドナーの管理の明と暗
Management of organ donor

　MGHの小児麻酔のon callのとある日、夜間に呼び出された。臓器移植ドナーの管理である。6歳の男児。脳死と判定され、多臓器の移植が予定された。術前診察に行くと、脳死で挿管されているものの、可愛らしく少年らしいきれいな肌をした白人の男の子であった。

　私にとって、初めてのドナーの管理である。十分な輸液と筋弛緩が求められた。幸い血行動態は安定しており、酸素化も良好であった。腹部に加えられた大きな十字切開による開腹であり、腹部内臓全体を見ることができた。肝臓が摘出され、腎臓が摘出される段階となると、もはや麻酔科医による管理も必要がなくなる。そこで、人工呼吸器を止め、酸素流量を0とし、麻酔器のリザーバーバッグを外して、黙々と臓器摘出を続ける外科医を残して手術室を退室する時の、喪失感のようなものは忘れられない。ただ、この取り出された臓器が何人もの命を救えるようにとだけ願っていた。

　国際臓器提供登録（2018年）によると、臓器提供者数は日本では人口100万人当たり0.88だが、米国では30以上となっている。日本における臓器提供数（脳死後および心臓停止後を含む）は年間100件前後であるのに対し、米国では年間3万件を超える臓器移植が行われている。

明けない夜はない、終わらない手術はない
I am up all night.

　私がMGHでレジデントだった頃は、月に6〜7回の手術室のon callがあり、3回に1回くらいはall nightで働いていた。1週間に3回当直して、交通事故、大動脈瘤破裂、銃創などで麻酔担当医として、あるいは1st callレジデントとして手術台での死亡を4例経験したこともある。

　On callレジデントは当日の一番長い手術を担当することが多く、その後に緊急手術に対応することになる。一晩に2〜3例の麻酔をすることもある。チーム全員

で一晩に24例の緊急手術の麻酔をした時には、夜中に4〜5室の手術室を使用していた。朝を迎えた時の、皆の喜びようは忘れられない。終わってみれば、疲れよりも充実感が強かった気がする。

　夜、つらくても頑張れるのは、on callレジデントは原則として朝7時（日曜日は朝8時）に解放されるからである。とにかく、それまで全力を尽くすことができるのである。

バスや電車の中で居眠りしないのは安全のため
Don'sleep in the bus！

　All nightで働いたon callの日の翌日、帰宅するバスの中で熟睡していたことがある。ほんの15分程度の道のりだが、眠気にはあらがえなかった。その時、やさしい老女に「大丈夫なの？」と起こされたことがある。米国では、電車やバスの中で居眠りをする人はまずいない。防犯上、常に緊張感をもって乗車しているせいであろう。居眠りなどしていたら、身体の具合がよほど悪いのだと思われてしまう。日本人の私は、眠気のままに熟睡していたので、心配されたという次第である。

　米国ではエレベータに乗ったりすれば、見ず知らずの人でも「Hello」と挨拶したりする。これは、挨拶というよりも「私は危ない人ではありませんよ」と主張しているようなものである。握手は武器を持っていないことの証明でもある。多くの人種が入り混じり、決して安全とはいえない国で生まれた習慣なのであろう。

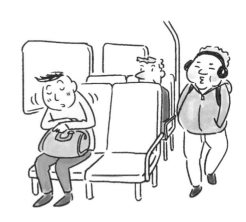

ICUのon callは不眠不休が当たり前
We have no beds for you.

　ICUのローテーションは1カ月ずつ、麻酔科レジデントのトレーニング中に全体で5〜6カ月ほどある。血管手術後患者や外傷患者が多いGRACU（Gray Acute Care Unit。Grayビルディングにあるため）、呼吸器外科や食道外科、脳神経外科手術後の患者が多いRICU（respiratory ICU）、小児ICU（pediatric ICU；PICU）、新生児ICU（neonatal ICU；NICU）や、脳血管疾患患者を診るneuro ICUなどがある。1つのICUに回るレジデントは3〜4人なので、当直回数は月に8〜10日となる。私がICUフェローをしていた頃は2人でカバーしていたので、月のうち半分はon callであった。On callの日は、夜遅くまで病院に残っていたし、院外にいても午前0時頃にはICUに電話して患者の様子をon callのレジデントに確認し、必要に応じて指示を出していたものである。朝も6時半には病院に着いて、前夜の様子をon callのレジデントに確認し、朝7時から始まり2時間ほど続くチーフによるラウンドの準備をしたり、手術室のフロアマネジャーに連絡して、その日の手術室からの受け入れ患者の調整などをしたりしていた。

　ICUの初日、ICUのチーフに「君たちは働くためにon callをしている。眠る必要はないので、君たちのベッドはない」と言われたのはショッキングであった。ICUのon callは、夜は眠れても2〜3時間であった。眠るにしても、当直室の椅子で寝るか、廊下にある硬くて狭いソファで丸まって仮眠をとるしかなかった。

　私は午前0時頃からadmission noteやprogress noteを書き始めていたが、8〜10人分のカルテを書き終われば午前2時頃になった。その間にも、ICUでは低血圧が起きたり、心筋虚血が起きたり、頭蓋内圧が上がる、血液ガスや呼吸状態が悪化するなどといったことがしばしば起こるので、その処置が必要であった。夜中に緊急手術後の入室患者があることも多い。また、翌日の入室患者受け入れを促進するため、人工呼吸器からのウィーニングは夜間にも行っていた。午前4時になれば、胸部X線写真撮影などがあるし、そのあとは読影をしなければならない。午前5〜6時の間にはon callの外科レジデントが回ってくるので、その日のサマリーと方針について説明する必要があった。6時半になれば、外科チーフレジデントに率いられた外科チームのラウンドがあり、質疑応答などをしなければならない。患者管理

方針が合わなければ、その調整も必要であった。

　肉体的にも精神的にもきついローテーションであったが、学びもとてつもなく多かった。これほど短時間のうちに、10名近い重症患者を診療する機会は少ない。酸素化が悪い、気管支痙攣が起きた、心筋虚血が起きた、重症不整脈が起きた、痙攣が止まらない、尿が出ない、など解決すべき問題が次々と出現する。翌日、病棟に帰れるようにするためにはどうしたらよいか、適切な治療をしなければならない。ICUを支える看護師や、呼吸療法士たちの能力の高さやバックアップには、いつも感謝をしていた。うまく診療できた時の喜びは大きかった。

　ICUにローテーションした最初の頃は1カ月の間に3〜5kgは体重が減っていたが、それとは逆に自信もついたのだった。

当直室の2段ベッドが上か、下かは上下関係で決まる
On call room

　私がMGHにいた頃は、手術室のon callレジデント用に4室のon call roomが用意されていた。いずれも、2段ベッドが入っているので、最大8名が寝られることになる。机と椅子、電話と院内用電話帳はあるが、そのほかのものは置いていない。

　1室は心臓麻酔担当のon call レジデント専用であった。他のレジデントは翌日の午前7時には解放されるのだが、心臓麻酔のon callは翌日の朝一番の症例の麻酔が終了するまで拘束される。翌日朝に帰れないのは、トレーニング1カ月目のレジデントである。午前0時までは症例を担当するが、0時以降はベッドに入ることが許される。その代わり、翌日は通常と同様に夕方まで働くことになる。

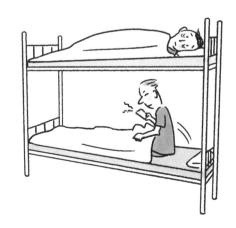

　2段ベッドの上に寝るか下に寝るかは、同室になったレジデントが研修の先輩か後輩かなどの上下関係で何となく決まることが多い。下っ端は上で寝ること

になるが、上のベッドに上るはしごもついていないので、机か椅子の上に乗って「えいやっ」と上のベッドに飛び込むことになる。手すりもないので落ちないか心配で、しっかりと毛布をベッドに挟み込んで寝たものである。

　同室になりたくないのが1st callレジデントである。1st callレジデントは夜間のすべてのアレンジをする必要があるし、すべての部屋のattendingもする。したがって、ポケベルや電話で起こされる頻度が最も高いからである。

　Attendingは手術室から離れた別棟の病棟にon call roomが準備されている。部屋は広く、シャワー付きで、ソファもあればテレビも冷蔵庫もある。レジデントのon callルームの暗さはなく、ホテルの1室のようなものである。1st callや2nd callレジデントがしっかりしていれば、夜間に呼び出されることも少ない。Attendingとなると、on call回数も1.5〜2カ月に1回くらいとなる。初めてattendingとしてon callを担当した時には、レジデントとの待遇の差に愕然としたものである。ただ、attendingは翌日、仕事量は少なめになっているものの、おおむね通常通りに働くところがレジデントとは異なっている。

自分がつらい時は人もつらいと思って手助けせよ
When you are tied, others may be tired.

　スポーツでも同じだが、麻酔中も「自分がつらい時は人もつらい時」だと思っている。長い手術、夜中の緊急手術など、自分が疲れ、つらい時こそ、レジデントや麻酔担当医と交代するようにしている。

超緊急手術のために手術室を準備しておこう
Set up the crunch room for emergency surgery.

　手術室は、夜間の超緊急手術に合わせて1st call レジデントがcrunch room（超緊急手術用に事前にセットアップした手術室。Crunchは、危機や切迫した状況という意味）を設定する。手術室の黒板には、on callのレジデントの名前と、crunch roomで使用する手術室を記載する。

　MGHでは通常は、腹部大動脈瘤手術など大血管手術に用いるroom #28かroom #29をあてていた。その手術室には、超緊急手術に備えて麻酔器の準備はもちろん、麻酔薬、昇圧薬、点滴セット、動脈カテーテル用の圧トランスデューサなどを準備しておく。Brigham and Women's Hospitalでは1カ月の産科麻酔のトレーニングを受けるが、やはり超緊急帝王切開に備えて、1部屋は麻酔準備をしていた。緊急手術を多く行う病院では、このような手術室を準備しているのではないだろうか。こうした手術室は、翌日の予定手術でも用いることができる。

　超緊急手術で最も多かったのは、腹部大動脈瘤破裂、銃創、交通事故などによる多発外傷であった。いずれも出血との闘いである。手術のための消毒の準備をしたところで、G-suit（出血性ショック患者の搬送時などに使用されていた、いわゆるショックパンツ）、medical anti-shock trousers（MAST）を外した途端に心停止ということもよくあった。

　Crunch roomが空いていない場合には、他の手術室を使用することもある。どの手術室に運ばれたかわからなくても、廊下の血の跡を追って行くと目的の手術室に到達することもしばしばあった。ERで開胸し、胸部大動脈をクランプされて移送している患者も何度か見た。ショットガンによる銃創も重要臓器を損傷していることが多く、出血も多量となり致死率も高い。

　レジデントたちはこうした修羅場をくぐり抜けながら、強くたくましくなっていく。

腹部大動脈瘤破裂による大出血にはMTP発動

Massive transfusion protocols may improve the survival rate in patients with massive blood loss.

　Crunch roomの典型的な症例は、腹部大動脈瘤の破裂や交通事故などによる多発外傷、銃創などである。胸部大動脈瘤や大動脈解離は、心臓外科チームが心臓外科用の手術室で対応する。

　ここに示すのは1985年の症例で腹部大動脈瘤（abdominal aortic aneurysm；AAA）の破裂を起こした78歳の男性。G-suitに包まれて入室。3本の太い静脈路を

Case   78 y.o WM c̄ ruptured A³, Arrived in
OR in G.suit. Awake BP 7⁰/ by palp.
HR 90's c̄ occasional PVC's. O₂ mask was
applied. Good 3 IV's were started. One IV
was devoted to medication. (50ml of 5% NaHCO₃ given) Pt was preped.
Induced c̄ lorazepam 1mg, thiopental 25mg
and pancuronium. Pt was intubated immediately
p̄ he lost consciousness BP was 8⁰/ p̄ induction.
Abdominal incision was made and aorta was
clamped by hand. ® chest was open and
descending aorta was x-clamped. BP was to
120. After the induction, A-line was started.

ABG showed severe metabolic acidosis. Hct was 14.
Uncrossmatched PC, 5% albumin & Rl were infused.
HR slowed to 40's. Pacing Swan was inserted
through ® IJ and V-pacing was started.
    Continuous CPR. (Levophed) Norepi drip.
Epi bolus. CaCl₂. NaHCO₃. Internal defibrillator
c̄ 30-50 J × many times

腹部大動脈瘤破裂と術中心停止
こういった記載を見ると、今でもその時の場面や緊迫感が蘇ってくるようである。

確保し、術野の消毒が終わったところで、少量の静脈麻酔薬と筋弛緩薬を用いて導
入、挿管。開腹すると腹腔内に血液があふれており、外科医がblindで腹部大動脈
を用手的に遮断し、左開胸し、下行大動脈を遮断して血圧が上昇。ヘマトクリット
値は14％。未交差適合赤血球製剤、アルブミン溶液、乳酸リンゲル液を投与した
が、低血圧と40bpm程度の徐脈が継続。ペーシング機能付き肺動脈カテーテルを
挿入して心室ペーシングをするも、その後に心室細動となった。アドレナリン、ノ
ルアドレナリン、カルシウム製剤、炭酸水素ナトリウムなどお決まりの薬剤を投与
し、直接除細動を試みたが、蘇生できなかった。

現在であれば、腹部大動脈瘤の切迫破裂に対してもステント治療が行われたりする。輸血も、massive transfusion protocol (MTP) を用いて、赤血球製剤に加え、新鮮凍結血漿や血小板濃厚液を投与しているだろう。時代により外科的治療も、周術期管理も変わってくる。トラネキサム酸も投与するだろう。常にup-to-dateな治療を行いたいものである。

救命できないと判断したら医療資源と時間の無駄遣いはしない
Let's call.

　普通の言い回しなら「Let's call it a day ＝今日はこれでおしまいにしましょう」である。夜中の緊急手術で大動脈瘤破裂や銃創、多発外傷などでは、大出血により死亡する患者もしばしばいた。大口径の静脈カテーテルや中心静脈カテーテルを挿入し、何人もの麻酔科レジデントがポンピングしても、出血量に追い付かないこともしばしばあった。開腹している時に術野に点滴チューブを投げ入れて、それを下大静脈などに挿入、縫合してもらい、急速輸液・輸血をしたこともある。

　いくら努力をしても患者を救えないこともある。そのような時に、麻酔科の1st call レジデントや外科の上級医が「Let's call」と言えば、その瞬間に麻酔科の役割は終了する。人工呼吸器を止め、さっさと抜管してしまう。日本であれば、心臓マッサージを含む心肺蘇生法を続けてでも、病室まで患者を搬送し、家族に説明することも多いだろう。

　床に所狭しと並んだ輸液ボトルや、血液製剤のバッグ、使用したアドレナリンや塩化カルシウムなどのアンプルの数が、麻酔チャートの記載と合っているかを確認する。心電図やパルスオキシメータの音もしない、血液や電気メスにより焼けた組織のにおいに満ちた手術室で、残された外科チームが黙々と閉胸や閉腹を行う。なんともやりきれない時間である。

　しかし、その1時間後には、crunch roomを再び準備して、次の緊急症例に備えるのである。

つらいのはホッとした時に申し込まれる緊急手術
Give me a break !

　レジデントはひたすら働く。予定手術が早く終了して解放されればラッキーである。しかし、あまり早く終了すると、別の手術室の積み残しやon call listに載っている患者が送られてくる。

　長い手術が終わり、ほっとしたところに緊急手術が入ったりすると、思わず「Give me a break！」と言いたくなる。ある日曜日の当直では、6人のレジデントで24例の緊急手術と、翌日のための50例以上の術前回診をしたことがある。夜中、いくつもの手術室の明かりはつきっぱなし、誰一人として一睡もできなかった。まさに「Give me a break！」である。

　「Give me a break！」は、誰かのほら話やたわいのない話を聞いている時にもよく使われる表現である。日本語で言えば、「もういい加減にしてよ」というところだろうか。

8   集中治療、ICU

ICUの患者だけでなく院内の心停止、切迫呼吸停止患者にも対応
ICU rotation

　MGHでは通常であれば、麻酔科が持つ2つのICUをそれぞれ2カ月ずつと、小児ICU (pediatric ICU；PICU)、新生児ICU (neonatal ICU；NICU) のローテーションをする。心臓麻酔フェローであればSICU (surgical ICU)、脳神経外科麻酔フェローであればneuro ICUのローテーションも含まれる。

MGHレジデント2年目のICUローテーションでの評価表
実に丁寧に評価してくれていて、ありがたい。 何カ月目かのICUローテーションで、自分もとても頑張ったという気がしていた。その後、ICUフェローになろうと思ったきっかけともなる評価表である。

私がresidencyを開始した時は、White buildingにあるWhite Acute Care Unit（WACU。後にGray buildingに移りGRACU）と、呼吸器外科手術後や整形外科手術後、一般外科手術後の患者をとることが多いRespiratory Intensive Care Unit（RICU）があった。

　ICUでのレジデントの働きはほぼ同じであるが、WACUの場合には、麻酔後回復室（postanesthetic care unit；PACU）の患者のケアを行う。1日がon call、翌日は昼からoff、その翌日はPACUというローテーションとなる。WACUでPACUを担当するレジデントは、院内での心停止の挿管を担当する。

　RICUの場合には、病棟で慢性呼吸不全患者の人工呼吸器からの離脱や、気管切開のスピーチカニューレへの交換、気管ボタンへの交換などをする。慢性呼吸不全患者の人工呼吸器からの離脱には、自発呼吸トライアルをしながら、時に後戻りをしながら何週間もかかることがある。RICUで病棟を担当するレジデントは、院内での呼吸不全患者などに対する緊急挿管を担当する。院内code callがかかれば、挿管器具一式が入ったドクターバッグを持って現場まで走ることになる。

朝の教育ラウンドを乗り切れ！
You must survive the teaching round.

　ICUでは朝の7〜8時半、時には9時近くまでteaching roundが行われる。On callのレジデントは患者1人ずつについて、簡単な病歴、入室後の経過、その日の方針についてプレゼンテーションをする。基本的には、カルテも見ずに行うプレゼンテーションであった。そして、同じローテーション中のレジデントやフェロー、スタッフから質問を受け、さらに教育的な指導を受ける。夜はとても頑張ったつもりだったのに、検査や治療の抜けが多かったと気づかされ、反省することが多かった。もちろん、みんなは「good job」と言ってくれるのだが。

　Teaching roundが終わる頃には放射線科医が来て、前日の放射線学的検査をみんなが見ている前で読影してくれる。その読みの深さは感動的であった。たった1枚の写真から、まるで謎解きのように物語が語られ、臨床医として病態を深く理解できるようになった。

そのあとは、teaching roundで決められた方針に従い、みなで手分けをして患者の処置を行う。その間、on call医は少し休めるが、10～11時半くらいまではlectureがある。解放される昼くらいには、体力も限界という感じだった。帰宅して食事をとり、眠ればあっという間に夜になり、また次の日に備えるのだった。

プレゼンテーションは要領よく、重症患者でも2分以内にまとめよう
Case presentation in teaching round should be concise and informative.

ICUのon callでは10名程度の患者について、入室から経過、評価、今後の計画についてプレゼンテーションする。担当のattendingが1人とフェローが2人、一緒にローテーションしている2～3人のレジデント、それに薬剤師、その日のリーダーの看護師などが患者のベッドの周りをぐるっと取り囲むようにして立つ。その中心に立って、要領よくプレゼンテーションする必要がある。

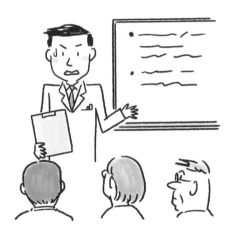

　Mr.Smith is a 45-year-old man who underwent aorto-bifem. (bypass) for 6cm-abdominal aortic aneurysm. His history was significant for hypertension, diabetes, and one-vessel coronary artery disease. He has been on nitrate, beta-blocker and calcium channel blocker. Surgical course was complicated by significant blood pressure changes EBL (estimated blood loss) was 1.5 liters. Two packs of red cell were transfused with the last crit (hematocrit) of 31. Urine output was well maintained after aortic declamping. On admission, he was still intubated with reasonable blood gases on 40% of O_2 and IMV of 10. He was hypothermic with rectal temp (temperature) of 35.3 degrees. When he was warmed up, he became hypotensive, which was treated with

Neo (=neosynephrine, phenylephrine) and a low dose Levophed (=noradrenarine). Suttle ST-T changes were noted in the precordial leads and were improved after NTG (=nitroglycerin) and esmolol infusion. 12-lead EKG was back to normal this morning. We will get the results of cardiac enzymes this morning. He was extubated at 4-am without any difficulty. Blood gases were all acceptable. He would be ready to return to the floor.

　このようなプレゼンテーションを行い、attendingやフェロー、レジデントからいろいろな質問がなされる。低体温の害など、その患者に即した問題点を基に議論が行われ、attendingがミニ講義をしてくれる。1人の患者のラウンドに10分くらいかかるので、1時間半くらいはプレゼンテーションと討論が続く。

　初めてのICUローテーションでは、このプレゼンテーションがうまくできなかった。日本でもしたことがなかったので、ましてや英語でできるはずもない。その時のICUフェローに別室に連れていかれ、「プレゼンテーションは1〜2分以内で終了すること」「どんなに複雑な症例でも、長くなってはいけない」と指導された。前夜にon callで受け持った患者について、記憶をたどりながらプレゼンテーションをし、細かな指導を受けた。

　そのフェローは翌年、Johns Hopkins大学に移ったが、本当にいろいろな面で親切にしてもらった。私のon callの夜に妻の陣痛が始まった時は、夜中の2時に病院に駆けつけてon callを交代してくれた。ところが、それがfalse laborであり、出産することなく帰宅。翌日、みんなに「Congratulations！」と言われ、「実はね……」と釈明したことを思い出す。

術直後の患者の安全を守れ
Patients in PACU may develop life-threatening complications.

　PACU当番であれば、ICUのteaching roundが終了したあと、9時頃にPACUに行く。MGHで実施される手術は毎日100件以上あるが、そのうち、ICUに行く患者や外来手術患者（手術は別棟で行われる）を除いた60名程度がPACUに移送されてくる。9時半くらいから患者がだんだんと増えてくる。午後の時間帯になる

と、40室以上ある手術室からどんどんと患者が移送されてくる。20以上のPACU
スポットがあっても、てきぱきと行動していかないと満床になって、次の患者が
入れなくなり、手術室が回転しなくなる。患者が病棟に帰れると判断したら、RTF
(return to the floor) とPACUの看視シートに書き、サインをする。

　患者を移送してきた麻酔科医から、PACU看護師とともに、患者についての申し
送りを受ける。診断、術式、重大な併存症、術中の問題点、出血量、今後起こりう
る問題などについての報告を受ける。そのあとはPACU看護師がケアを行うが、痛
みが強かったり、悪心・嘔吐が強かったりすれば、診察して状況に応じてオピオイ
ド（モルヒネが最も多かった）投与や制吐薬投与などを行う。そのほかにも、高血圧
や低血圧、不整脈、低酸素血症、尿量減少、筋弛緩薬残存、ドレーンからの出血量
増加などさまざまなことが起こる。

　いくつもの印象に残る症例がある。甲状腺手術後、胸壁手術後、食道ブジー後の
気胸などを経験した。いずれも低酸素血症での発見である。2例ほど、緊張性気胸
を経験した。呼吸困難、低酸素血症、低血圧などの所見があり、PACU看護師から
呼ばれて患者を診に行って診察をしたら、緊張性気胸であると診断できた。看護師
から外科医に連絡してもらうとともに、直ちに胸腔穿刺をすると勢いよくガスが噴
き出てきて、酸素化と血行動態はあっという間に改善した。PACUではマイナーな
トラブルから、重大な合併症も起こりうる。「手術」というコントロールされた「外
傷」を受けた患者の救急ケアといってもよい。

　よい麻酔管理をされた症例は、術直後の経過も安定している。信頼できる麻酔科
医と、頼りない麻酔科医との見分けもつくようになる。

目の前で起きている急性心筋虚血・梗塞に対処せよ
Flephant is standing on chest.

　PACUで印象に残った例に急性心筋梗塞がある。三叉神経痛に対して、ガッセル
神経節の電気焼灼術後の中年の肥満男性であった。高血圧以外の併存症はなく、術
前心電図も正常であった。この手術では、電気焼灼時のみメトヘキシタールを用い
た静脈麻酔で意識をとるが、その際に高度の血圧上昇が起き、ニトロプルシド

の投与が必要となることが大部分であ
る。麻酔して覚醒させ、顔面の痛みを確
認し、必要に応じて麻酔と電気焼灼を繰
り返す。PACU到着時は特に症状がな
かったが、 しばらくして「Elephant is
standing on my chest」のような胸痛
を訴えた。心筋梗塞の教科書のような表
現である。血圧はやや高めで、心拍数は
100bpm以上。モニター心電図でもST
が上昇しているように見えた。外科医を

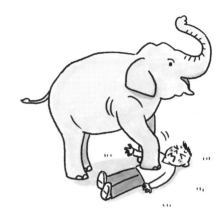

呼び出しながら、12誘導心電図を見ると、前胸部誘導で広範にST部分が上昇して
いる。ニトログリセリン静注を開始し、β遮断薬投与を行った。外科医、そして心
臓外科医が到着して、大動脈内バルーンパンピング (intra aortic balloon pump-
ing；IABP) 挿入となり、CCUへと移送された。

　その後の心臓カテーテル検査で重症3枝病変と診断され、翌日に冠動脈バイパス
術が施行された。あとでデータを見直しても、過去の喫煙歴と冠動脈疾患の家族歴
があるくらいであり、冠動脈疾患の高リスク患者とは考えられなかった。

　何よりも印象に残ったのは、患者の胸痛の教科書的な表現であった。日本で、こ
のような例えをする人はいないのではないだろうか。

On call明けでもしゃきっとしよう
Wake up and smell the coffee.

　ICU当直の朝の楽しみは、新しく淹れたコーヒーの香りを嗅ぐことだった。その
コーヒーの香りは、長い夜が終わり、朝が来たことの安堵を与えてくれた。早くに
出勤してきた看護師が買ってきてくれたベーグルに、クリームチーズを塗って食べ
る時の幸福感は格別だった。ICUフェローが早めに来てくれたら、5分程度時間を
もらってシャワーを浴び、新しいスクラブに着替えれば、気分もリフレッシュし
た。そのようなすっきりとした姿で、夜も何事もなかったような顔をして teaching

roundに臨むことが私なりの美学だった。

　当直医がしわしわのスクラブで、髪もとかさず朝のラウンドに出ている時には、よく注意したものである。麻酔にしろ、on callにしろ、大変なことをしても、それを大変に見せないことが美学だと思っている。

院内の心肺蘇生はチームワークが大切
Code call team saves lives.

　MGHでは毎日、院内心停止に対応するためのcode call teamが編成される。循環器内科医2名、外科医1名、麻酔科医1名、臨床工学技士1名である。それぞれ、通常用いているbeeper（ポケベル）に加えて、code call用のbeeperを持たされる。今なら院内PHSだろう。午前9時と午後5時に、病院交換手からbeeperに呼び出しがかかる。そこで「Eiichi Inada, anesthesia, responding」といったような返事を返して、beeperが機能していること、担当者が院内にいることの確認を行う。午後5時にはon call teamが引き継ぐことになる。

　心停止が起これば、code call teamのbeeperが一斉に鳴り、院内の全館放送で"Code, Phillips 5 (Phillips house 5階)"といったように放送される。それぞれの施設で、患者にはわかりにくいcode（暗号、隠語）が使われているだろう。Code blueもよく用いられる。本来は隠語であるものが、映画やテレビ番組の影響もあり、隠語とも言えなくなってきている。

　麻酔科医は挿管用器具一式が入ったドクターバッグを持って現場に急行する。ドクターバッグの内容については、朝夕の交代時に確認しておく必要がある。もちろん、病棟の救急カートにも気道確保用具は用意されてはいるが、人にオーダーしなくてもすぐに使用できるバッグ内の器具がよい。

　Code call teamは所属する診療科により、それぞれ役割分担が決められている。そのため、現場にやたら人がいて混乱することは防がれる。主治医や発見者はcode call teamに患者情報を簡潔に伝える。循環器内科の1人は流され続ける12誘導心電図を読み、次々に薬物投与や除細動について指示を出すのが役割である。もう1人の循環器内科医は、薬物投与や心臓マッサージなどを行う。外科医はルー

トの確保や、必要な外科的処置を行う。麻酔科医の役割は、気道確保と挿管である。ほかの医師が気道確保を試みていても交代してもらい、気道確保を行う。時には主治医が挿管したがったりするが、「This is not the time for training」などと言って、きっぱりと断る。その分、重大な責任を持つことになるし、失敗は許されない。手術室での挿管とは異なり、ベッドの高さも低く、ベッドの縁から患者の頭まで距離があることもあるし、適当な枕もないことがある。また、手術室と異なりattendingや適当な介助者もいない。事情が許す範囲で、挿管条件を最適にする必要がある。挿管が終了したら、気管チューブの位置を確認する。その頃には人工呼吸器を押してきた臨床工学技士や呼吸療法士がいるので、人工呼吸の設定などはすべて任せる。あとは診療録に挿管までの過程や、挿管後の気管チューブの位置確認などについて記載をして、蘇生には加わらず、さっさと持ち場に戻る。蘇生された患者は、一般的には集中治療室に搬送される。

　役割分担が明確になっているので現場も混み合わず、主導権争いなどもない。しかし、自分の分担については100％確実にこなす必要もある。そして、診療録にしっかりと記載しておくことも重要である。定期的にcode callをかけ、チームの集まり具合、反応時間などをチェックしておく必要がある。

連絡するから大丈夫
Don't call me, I call you.

　同僚や序列が下の人との別れ際に、ユーモアをこめて言う言葉である。「用事がある時はこちらから連絡するから、お前からは連絡するな＝Don't disturb me」の意味である。上下関係もわかる。

　そこには親切心も感じられる。「お前のことを気遣っているから、こちらから連絡してやるからな」という意味にもとれる。

呼吸療法士などの専門家のプライドを尊重せよ
Pride of Respiratory therapist

　集中治療においても、また、病棟の長期呼吸管理においても、呼吸療法士は重要な役割を果たしている。求めれば、呼吸管理に関するアドバイスももらえる。

　集中治療室での人工呼吸器の設定は、指示に従って呼吸療法士が行ってくれる。治療の途中で人工呼吸器の設定を変えたければ、指示書に呼吸療法士の呼び出しと設定変更を記載すれば、秘書が呼吸療法士を呼び出してくれ、真夜中でもすぐに飛んできてくれる。ある晩、患者の酸素化が悪化したので、私自身が吸入酸素濃度の変更をしたことがある。そのあと呼吸療法士がやってきて、「勝手に人工呼吸器の設定変更をするな。酸素化が悪ければ、Jackson-Rees回路で換気して、自分の到着を待て」と叱られた。彼らにとっては、"my machine"である人工呼吸器を触られるのが嫌だったのだろう。その後、自分で人工呼吸器を設定し直し、設定通りに人工呼吸器が作動しているかのチェックをして去っていった。

　病棟で長期人工呼吸患者の診察にも同行してくれる。何日もかけて人工呼吸器からの離脱を図ることもある。気管切開口を tracheal button で塞ぐといった処置をする場合には、皮膚から気管までの長さの測定法から教わったりしたものである。プロフェッショナルである彼らに教えられたことも多い。

薬剤師の存在は重症患者管理の質を向上させる
Pharmacist in the OR and ICU

　手術室に薬剤師が配置されることが多くなった。薬剤師は麻薬や筋弛緩薬、プロポフォールやミダゾラムのような高リスク薬の管理のほか、手術室で使用する薬物の調剤などを実施する。これにより薬物の確実で安全な管理が可能になる。

　MGHのレジデントの頃は、まずは手術部内にある薬剤師の詰め所に寄り、その日に使う予定のオピオイドを受け取り、術中使用のためのフェンタニルや、モルヒネなどのバイアルを受け取った。日本よりはるかに多くの筋弛緩薬があるが、高価なものもある。そのような薬物は薬剤師管理となる。なぜその薬剤を使用するかを

薬剤師に説明し、納得してもらわないと、薬物を供給してくれない。「腎機能が悪いため」といった患者要因もあれば、「新人レジデントの教育のため」といった理由でもよい。

　ICUのラウンドにも薬剤師がついており、薬物の使用についてさまざまな指導をしてくれる。いわば歩くDI (drug information) である。患者に薬物によると思われる副作用が出現した場合には、その原因検索もしてくれる。ICUでは血小板減少症や肝障害、腎障害などが副作用として起こることがある。その際に、時系列に従って徹底的に薬物使用を調査し、原因薬物の同定をしてくれたりする。

　ICUでいつも感じていたことは、患者の治療に関わる放射線科医、呼吸療法士、薬剤師など多職種いずれもが、高いプロフェッショナル意識と質の高い臨床能力を持っていなければ、質の高い集中治療は行えないということであった。

9 安全な麻酔のために

ルーチンができると、異常の発見が早くなる
A routine makes it easier to find irregularities.

　麻酔管理においても異常の発見能力は、危機管理上極めて重要である。「何かがいつもと違う！」と気づくことは重要である。患者の観察、機器類の作動、薬物投与と患者の反応などは特に注意する。

　異常を発見するためには、まずルーチンを作ること、そしてそれを守ることが基本である。麻酔準備にあたっての順序もルーチンを作っておく。私の場合は、麻酔器の始業点検、気道管理に関わる物品の準備、それから薬物投与という順番である。薬物投与にしても、使用する薬物の順番に準備するようにしている。いつ、緊急の患者が入ってきても大丈夫にしておく、というのがコンセプトである。実際に、ショック患者の患者が突然に運び込まれてきたことを数例経験したことがある。このような時にまず重要になるのは気道確保であり、薬物投与はその次となる。

　私は薬物の置き場所にもこだわっている。薬物は麻酔台車の上に置いても、麻酔器の上に置いてもよい。しかし、置き場所はそのどちらかにするべきである。シリンジポンプを何台か使用する時には、その順序も決めている。昇圧薬は上に、降圧薬は下に位置するようにしている。昇圧薬でも血圧上昇作用が強いノルアドレナリン、アドレナリン、ドパミンといった順序に並べるようにしている。

　薬物をきちっと並べておくことで、不足している薬物などにもすぐに気がつく。交代の麻酔科医が入っても、容易に薬物を見つけることができる。決まった場所に決まったものがあることは、安全対策上、非常に重要なことである。停電しても、目をつぶっていても、必要なものがすぐ手にできるようにしておくようにと指導している。それは、おそらく皆さんが自分の家でしていることであろう。たかが数種

類の薬物だから、そう難しいことはない。

そして最後にもう一度、確認する。再確認の作業をすることは極めて重要である。電車の車掌のごとく、心の中で「あれよし、これよし」と指さし確認するような姿勢でいてほしい。

理想的には、その職場で働く人全員が同じようなルーチンに従うと、異常の発見をしやすくなる。施設ごとの決まりごとは、ある施設から他の施設に異動した際にトラブルの原因となる可能性があるため、本来なら全国で統一したルールが望ましいが、現実的には、その施設で一番良い方式というものを模索するようにすべきである。

指導者は瞬時に危機を発見する能力を身につけよ
Attendings should be keen to find the abnormalities.

麻酔を実際に担当している人はもちろん、それ以上にその指導者には危機発見能力が求められる。指導者であるから、経験が豊富なのは当然である。手術室に入り、一瞬のうちに全体像をとらえ、異常を発見する能力は重要である。それは、麻酔科医として培うべき能力である。日頃から心の中で指さし確認をしている習慣が、一瞬のうちに異常を発見する能力へと繋がる。

手術室に一歩入った瞬間に、手術室全体の雰囲気、落ち着き、緊張感は感じられるはずである。次に私はモニター上で、血圧、心拍数、SpO_2、カプノグラムなどの重要な情報を収集する。これらの値が安全領域にあれば、自分が持つ時間的余裕も大きくなる。次に、担当麻酔科医から現在の状況、特に問題点について簡単な説明を聞く。

担当している手術室だけではなく、他の手術室（特に術前カンファレンスで気になった症例や緊急手術症例）を頻繁に巡回することは重要である。

鵜の目
鷹の目

麻酔管理法は単純なほうがよい
Make anesthesia as simple as possible.

麻酔計画にしろ、麻酔法や全身管理にしろ、できるだけシンプルにするべきである。シンプルにするほうがミスが少ない。様々な薬物の作用や作用機序を基に、目的別に薬物を使用する必要もある。それがmultimodal general anesthesiaになり、multimodal analgesiaということになる。それも正しい考え方である。肝は、考えに考えて、複雑なものもできるだけ無駄をそぎ落として、単純なものにすることである。

「策士、策に溺れる」ということがないようにしないといけない。

確認作業の繰り返しが誤りを防ぐ
Check twice at each step.

麻酔中は、モニターや麻酔器などの機器類や点滴などが順調に機能しているかの確認作業の連続である。麻酔・手術中は患者の状況が時々刻々と変化していくため、常にタイミングの合った的確な判断と行動が求められるからである。状況を見て治療の必要性の判断をする、薬物を選択する、薬物投与量を選択する、選択した薬物を手に取る、正しいルートから正しい量を投与するといったように、1つの作業と考えられることでも、実際にはいくつもの工程を含んでいる。大丈夫だと思っても、再確認を行うことが重要である。

例えば、シリンジポンプで持続静注を開始しようとした場合、以下のような確認が必要である。

①薬物の準備
- 適切な薬物が選択されているか
- 濃度は正しく調整されているか
- ラベルは正しく付けられているか

②シリンジポンプ
- 電源は繋がれているか

- 充電されているか
- シリンジは正しくセットされているか
- 設定は正しいか

③注入路

- 点滴回路に漏れはないか
- 三方活栓は開いているか
- 混合禁忌のものはないか
- 末梢から投与してはならないものを投与していないか

　こういった確認作業は、シリンジポンプを用いた薬物開始時だけでなく、投与中も定期的に行い、さらに患者移送時にも行うべきものである。残量などの確認も必要になる。人工呼吸器、気化器など、すべての使用機器について同様の作業を行う必要がある。

効率がよければ時間も精神的な余裕もできる
Be more efficient.

　日頃から効率よく仕事を片付ける習慣を付けておく必要がある。効率がよく仕事を片付けるためには、何が重要か、その作業にどの程度の時間がかかるか、どのような順序でやるとよいか、などを把握しておく必要がある。作業の途中のプロセスも重要であるが、いつ始め、いつ終えるかという始点と終点も考えておくことが重要である。

　また、時間を節約するには、どうしたらよいかを考えておく必要もある。薬物の準備でも、薬物の希釈や、シリンジの準備などを手際よく行う訓練をしておく必要がある。例えば、薬物の準備をする時には、使用する薬物にあったシリンジと針を準備し、次にそれらをパッケージから出し、その都度パッケージを捨てる。同じ作業をまとめて行うことで、準備時間は短縮できる。効率よく作業することで生まれた時間的余裕は、精神的余裕にも繋がる。

　効率よく作業することは、一般の生活でも同様である。仕事が来たらすぐに片付けるようにする。「忙しい人にこそ、仕事を頼め」といわれているが、それは、忙し

い人は仕事を溜めることをせず、次から次へと片付けていくからである。また、仕事をこなしていくと、仕事の効率も上がってくるものである。ある仕事で使ったデータの一部が、別の仕事で使えることがある。コンピュータや、ソフトウェアの新しい機能を使いこなせることにもなる。そうなると、より短時間のうちに仕事がこなせるようになる。また、それまでは別々の領域と思っていたものの中に、繋がりを発見することもある。1つのものに対して、いろいろな見方、より大きな見方ができるようにもなる。

そのうちに、「Give me more jobs」と言うようになったら、あなたは立派なworkaholicである。

雰囲気を感じ取れ
Read the situation !

日本語で言えば、「空気を読め！」ということになる。空気が読めないと、皆からなんとなく敬遠されがちとなる。

医療の場では、言葉に注意しなければならない。たった一言で医療トラブルとなり、さらには訴訟にまで発展することさえある。患者や家族がいる場所では、特に注意が必要である。医学的に正しいような言葉でも、緊迫した場面でその一言を抽出されれば、大きな問題となる。救急室で重症患者のそばを通りかかった医師が言った「厳しいな！」という言葉が患者家族の耳に入り、医療者がまるで治療をあきらめたかのような印象を与えて問題となったこともある。

その場の状況を把握する能力といってもよい。この状況で、皆がどのような気持ちで、どのような考えをもって診療にあたっているか、また患者や患者の家族がどのように感じているかをよく理解する必要がある。適切な場面で、適切な言葉を、適切な雰囲気で用いることは、コミュニケーションを良くする上で不可欠のことである。

状況に合った行動をとれ
Take action that suits the context.

　物事を判断するには、タイミングや周囲との協調が大切である。いくら正しい行動でも、その状況に合わせて、重要度が高いもの、緊急度が高いものから行っていかなければならない。いくら正しいことでも、順序を間違うと結果が悪いことがある。その状況に合ったふさわしい行動や言動をとる必要がある。空気が読めない人というのは、このような一連の流れの中での自分の位置付けや、行動の位置付けができない人のことをいうのである。

Handoverでは情報伝達の漏れを防げ
Handover is a key to continuous care.

　Handoverは、日本語で言うと"申し送り"ということになるのだろうか。日常的にも、coffee breakやlunch breakの際のhandover、麻酔後回復室(postanesthetic care unit；PACU)やICUに患者を移送して担当看護師や担当レジデントに引き渡す時のhandoverがある。長時間手術ではon callチームにhandoverすることもある。麻酔においては、handoverの回数が多いと、麻酔に関連するインシデントやアクシデントが増加すると報告されている[1]。Handoverは系統だって行われるが、情報が漏れていたり、患者に関する微妙な感覚が伝わらなかったりすることが問題となる。麻酔科医の交代によって患者の予後は悪化せず、短時間のcoffee breakなどは、むしろ良好な結果をもたらすという論文もある[2]。正しくhandoverを行うことが、何よりも重要であると考えられる。

　麻酔の際のhandoverは**表**のような内容を含む。

　Handoverは要領よく行う必要がある。的確なhandoverが行えるということは、担当麻酔科医が患者の状態をよく把握していることを意味している。数分、長くとも5分程度で手際よく行えるようにする。

表　麻酔科医交代時のhandover

術前評価のポイント	・患者の疾患と予定手術術式 ・病歴上の重大な疾患と重症度 ・アレルギー ・服用薬 ・術前検査の異常値
麻酔関連事項	・気道確保法および問題点 ・麻酔法と使用薬 ・麻酔薬などへの反応 ・麻酔薬、オピオイド、筋弛緩薬の次回投与時期と量 ・人工呼吸器の設定 ・術中バイタルサイン ・術中検査所見
体液バランス	・これまでの推定出血量と今後の出血量予想 ・輸血量と輸血用血液の準備状態 ・輸液量 ・尿量：総量、過去1〜2時間の尿量
術後管理	・術後鎮痛法（具体的に）：術中に投与すべき薬物、IV-PCAや硬膜外腔投与薬物の組成 ・術後気道管理方針 ・術後管理場所（PACUか、ICUか） ・術後に予測される問題点
目で見て確認	・実際の気管挿管や声門上器具の固定状況 ・静脈路の挿入部位 ・動脈カテーテルの挿入部位や動脈圧波形、採血可能かなどのチェック ・人工呼吸器のセッティングと人工呼吸器の作動、呼吸パラメータ ・薬物の確認：1つずつラベルや濃度も含めて確認、薬物への患者の反応 ・シリンジポンプの作動状況、薬液残量 ・交代直前に患者のバイタルサインを再確認

「Are you happy?」「Any questions?」と確認して、「I'm fine. I'm all set」ということになればhandoverは完了である。

　こういったことは、習慣付けないとできない。ほんの短い時間の交代だからとか、ほかの人がやってきた麻酔だからとかいう気持ちで、患者管理を引き継いではならない。目の前の患者を自分の患者として、しっかりと把握し、責任をもって麻酔管理にあたる必要がある。引き継ぎを受ける麻酔科医は、安心感をもってその引き継ぎができないのであれば、不安な点について確認をしておく必要がある。Coffee breakなど短時間の麻酔科医の交代では、むしろオリジナルの麻酔科医によるミスの発見に繋がるという報告もある[3]。実際、自分を含め、交代した麻酔科医がミスを発見し、軌道修正する事例も多く経験した。

　麻酔科医の交代が、患者にとって適切なものであり、安全が確保されるようにしなければならない。

全集中！
Be all ears！

　手術室で重要なことは、周囲の状況に気を配ることである。術野では何をしているか、しようとしているのか、看護師や臨床工学技士がどのような動きをしているのか、あるいは別の手術室の進行具合はどうなっているかなど、多くのことに気を配る必要がある。

　そのためには、術野や人の動きをよく観察することが重要である。また、そこで交わされている会話をよく聞き、それがどのような状況を意味しているのか、自分がどのような行動をとらねばならないのかを判断する必要がある。一を聞いて十を知る、せめて二か三を知るようにしなければならない。物事を実際に依頼されてから行動を起こすのでは、全体にリズムが生まれない。その状況に合った行動を起こせるようにしておく必要がある。

術野は語る
Observe the surgical field.

　麻酔科医は術中に、術野における手術の進行状況、出血量や尿量の測定、薬物や点滴の投与状況、ディスプレー上の患者のバイタルサインなど各種パラメータ、機器に関するモニター情報、検査所見、麻酔チャートの記載やレビューなど、いろいろなことに気を配らなければならない。術野を見ること、術者の行動を見たり言葉を交わすことのほか、看護師とコミュニケーションをとる必要もある。

私はこの中で、一番の基本は術野を見ることだと思っている。最も非侵襲的で、持続的なモニターである。だが、麻酔科医の目はビデオカメラとは違う。常に何らかの評価をし、判断をしながら術野を見、手術の進行を把握している。モニターは、原則的にその時の状況をほぼリアルタイムに反映するものになってきている。麻酔科医の役目は、それらを総合的にとらえて判断し、行動を起こすことである。

　その際に重要なのは、情報の統合とともに、将来の予測をすることである。麻酔薬の多くは効果発現時間は短いが、それでも一瞬で効果が出るわけではない。逆に、その効果が消失するのにもある程度の時間がかかる。手術の進行に合わせて、前もって予測をしながら麻酔薬やオピオイドの投与量を調節する必要性がある。昇圧薬や降圧薬の準備が必要なこともある。出血していれば、これからの出血量や出血速度、止血の可能性などを判断し、輸血準備やオーダーについて考える必要がある。危機的な状況の発生にも、予兆があることが多い。そういったわずか (subtle) な情報を見逃さないために術野を見ることは大切なのである。

周囲を見渡し、人の動きも把握しなければならない
Get a bird's-eye view of the operating room.

　麻酔科医は全体の調整役であり、常に周囲に気を配っていなければならない。常に周囲の人の動きや意図していること、表情などを観察している必要がある。慣れたチームメートなら、アイコンタクトだけで必要なことをしてくれる。

　私は麻酔のattendingとして、手術室に入ったらまず全体を見渡すようにしている。人の動き、緊張感などを観察し、感じ取る。次に、麻酔器、モニター機器、麻酔科医の立ち位置などの全体をとらえ、大きく欠けているものがないか、アラームは点滅していないかなどを観察する。そして麻酔科医に話しかけ、現在の状況の説明を受けながら、目では麻酔器の細部 (ガスの流量、揮発性麻酔薬の残量など)、シリンジポンプ (投与量、三方活栓の状態、電源コードの接続)、モニタリング (表示されている波形やデジタルデータ) などの確認をしていく。同時に麻酔チャートとも照らし合わせる。

　外科医や看護師、臨床工学技士に挨拶するとともに、それぞれの観点から手術の

進行状況などについて話を聞くとよい。単に「調子はどう？」といった問いかけでよい。問題があれば、「予想以上に癒着がひどくて、出血しそうだけど」とか、「どうも灌流圧が低すぎて」とか、「尿量が今一つ少ないかもしれない」などと詳細を語ってくれるだろう。ハードウェアのチェックだけでなく、人とのコミュニケーションを含めて手術の全体像を摑むようにしなければならない。

視野を固定しないこと
Scan your surroundings.

麻酔中、私たちの視野はどこにおいておくべきだろうか。術野、モニタリング、麻酔器、麻酔チャート、手術室全体などを、定期的にスキャンするようにする。1つのところに視野を固定してはならない。

「見ること＝確認すること」である。

良い習慣を身に付けよう
Make it second nature.

よい習慣を身に付けることは大切なことである。そのためには正しい訓練を受け、それから外れることなく繰り返すことである。特に手順を考えなくても、自然に体が動くようにしなければならない。そうすれば、手は作業をしながら、頭では別のことを考えるということができるようになる。

守備は最大の攻撃
Defense is the best form of attack.

私は片付けや整理整頓を重んじている。ゴミをゴミ箱に捨てたり、シリンジや物品を整理して並べたりすることは重要である。持ってきた物も、元の位置に戻すこ

とは重要である。よく、使い終わったシリンジを麻酔台車の上に放り投げるように戻す人がいるが、もってのほかである。使い終わったシリンジは、決まった場所にきっちりと置くようにする。片付けは、余分なことではない。片付けは、心室の拡張期のようにエネルギーを消費する重要な機能であり、次のアクションに繋がる積極的な行為なのである。次のスマッシュを打つための準備、いわば片付けは攻撃的なものなのである。「攻撃は最大の防御（Attack is the best form of defense）」という言葉がある。しかし、防御は最大の攻撃ともなることを知っておく必要がある。

　よい片付けをするためには、次にどのようなことをしなければならないかを理解している必要がある。この物品やシリンジを、いつどのような場合に使うかがわかっていれば、効率的な片付けができる。

　片付けは思いやりでもあり、安全面でも重要なことである。使用済みの中心静脈カテーテル挿入キットなど、不要な物品は捨てやすいように、針などで怪我をしないよう片付けるようにする。上手な片付けは、その人の心の余裕を示している。

　よい片付けができるようなトレーニングを積んで頂きたい。

ワークスペースを守れ！
Home sweet home

　麻酔科医にとって麻酔器周辺のスペースはワークスペースであり、家のようなものである。まず、朝一番に手術室に入ったら、麻酔器や麻酔カート、モニターなどの位置を確認し、適切な場所に配置する。これは、部屋に入って家具の位置を決めるようなものである。今日１日、自分が過ごす空間を快適に、そして効率よく働きやすくするためには、まず働きやすい環境を作る必要がある。

　それから、物品の準備にかかるが、原則的には使用する順序に従って、準備をしていく。そうすると、準備の抜けがなくなることは、別項目（**127頁**参照）で述べた。家具の位置が決まらずに、食器の位置が決まっていないのに、料理の中身がちゃんとしていることはありえない。床にゴミが落ちていてもいけない。薬液や点滴を、エア抜きのために床にこぼすこともしてはならない。もし、ゴミを落とした

り、薬液や血液で床を汚したら、直ちに拾ったりきれいにしたりすべきである。

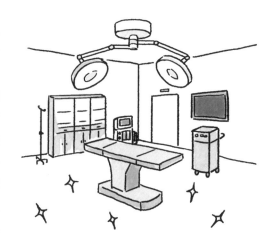

　見学者の扱いにも注意する必要がある。人の家に平気でずかずかと入ってくるような見学者はお断りである。それなりの礼儀を尽くして、麻酔科医の家に入るべきである。外科医も同様である。他人の家に土足で入るようなものである。よく、麻酔科医のワークスペース内に入ってきて、ずっと術野をのぞき込んだり、ずっと話し込んだりしている外科医がいる。それは、麻酔科医の仕事を理解していないからである。丁重に注意喚起をしよう。大切な麻酔器や、シリンジポンプなどに不用意に触れることや、点滴チューブや電気コードを踏んだりすることはご法度である。他人の家に土足で入り込む不法侵入者は、排除すべきである。それは、緻密に配置され、微妙に調節された機器や薬液を守ること、ひいては患者を守ることに繋がっている。安全のためにも重要なことなのである。

　ワークスペースを大切にし、守らなければならない。

床を見れば手術室がわかる
Floor tells how you practice.

　その手術室がよく管理されメンテナンスされているか、看護師や医師がよく訓練されているかを簡単に知る指標に、床のきれいさがある。まず、手術室の床を汚さないという気持ちと技術が必要である。手術室の床だから汚してよい、血を付けてもよいということはない。まずは、心がけの問題がある。術野の外まで出血量が出ない、水をこぼさない、床に物を落とさないといった技術的な問題もある。また、床に物が落ちたらすぐに拾う、床が汚れた場合には、すぐにきれいに拭き取るとい

う習慣も重要である。麻酔科医も同様である。静脈回路の空気を抜くために床に平気で輸液剤をこぼしたり、シリンジからのエア抜きのために床に薬液をこぼしたりする麻酔科医を見かけることがある。こういう人は、動脈カテーテルからの採血時に血液をこぼしたりもする。履き物の底は汚れ、その汚れはさらに広がっていく。ゴミ箱に物をちゃんと捨てなかったり、分別もいい加減だったりする。これは、心がけの問題であると同時に技術の問題である。

　手術室に対する愛着心があり、簡単なごく普通の心がけがあれば、汚さなくてすむ。それができないということは、根本から間違っているといってもよい。手術が終了すれば、そのあとの清掃もする。清掃の時間が短く、苦労がないようにしたい。

　手術室は、私たち麻酔科医にとって家も同然である。きれいに使うことはもちろん、清潔度を保つことも重要である。

　皆さんも、自分の手術室の床をちょっと見てみることをお勧めする。

患者移送にはリスクがいっぱい
Don't get trapped in patient transport.

　手術後、手術室から麻酔後回復室（postanesthesia care unit；PACU）や集中治療室（ICU）への移送、あるいはICUから手術室、放射線部への移送など、患者を移送する場面は多いが、移送にはリスクが伴う。移送前には、手術台から病棟ベッドやICUベッドへ、あるいはICUベッドからストレッチャーなどへの移動がある。移送先でも、ベッドやCT台への移動などが必要になることがある。

　まず、こうした移動や移送には、リスクが伴うものであることを認識しておく必要がある。患者の移動そのものに、体位変換などのリスクが伴う。気管チューブ、ドレーン、カテーテル類などが抜け落ちないようにする必要がある。点滴や微量点滴の調節速度が変わらないように注意しなければならない。酸素ボンベの残量や、シリンジポンプや輸液ポンプの充電状態、輸液や薬物の残量も確認する必要もある。これらの点について、移送前の確認作業が極めて重要である。移送に関係する全員が息をそろえて行動する必要がある。

　移送やベッド移動の際には、患者が急変する可能性もある。手術室からICUへの

移送の際の重大な急変時には、手術室に戻ることを推奨している。手術室であれば、気道確保に関連する機器や薬物、さらに外科的処置を直ちに実施できる器具や人員がそろっているからである。

　患者の移送中は、手術室が、あるいはICUそのものが移動すると考えて行動すべきである。

あなどれない硬膜穿刺後頭痛
Don't underestimate the risks of postdural puncture headache (PDPH)

　硬膜穿刺の合併症として頻度が高いものに、硬膜穿刺後頭痛（postdural puncture headache；PDPH）がある。太い脊麻針の使用、斜端針の使用、複数回の硬膜穿刺などがリスクとなる。若年者や女性で頻度が高い。25ゲージや26ゲージのペンシルポイント針などを用いて穿刺をしても、やはりPDPHは数％の頻度で起こりうる。低髄圧による血管拡張や髄膜の牽引などが頭痛の原因と考えられている。PDPHを起こした患者の0.3％程度で、脳静脈血栓症や硬膜外血腫が起こりうる。脳脊髄圧低下により橋静脈が破綻することが、硬膜下血腫の機序と考えられている。頭蓋内静脈血栓症がPDPHと診断される可能性もある[4]。

　PDPHはほとんどの場合、安静臥床、鎮痛薬投与、カフェイン投与など保存的治療で警戒する。ただ、中には硬膜外自己血パッチを必要とするような症例もある。また、硬膜外自己血パッチが、脳静脈血栓症や硬膜外血腫といった合併症を起こす可能性があることを頭に置いておく必要がある。

低体温の害は多岐にわたる
Hypothermia should be best avoided.

　人間は恒温動物であり、核温度は37℃である。しかし、麻酔中には、周囲の温度の低い物品への放射、体表や体腔、肺からの不感蒸泄、手術室内の対流、伝導など

様々な機序で熱が失われるだけでなく、脳や肝臓など臓器代謝の抑制により熱の産生量も減少する。さらに、交感神経系遮断による血管拡張や、体内における体の内部から体表への熱の再分布などにより低体温となることが多い。低体温になると術中の出血量増加、術後のシバリングが起こるほか、血管手術患者では心筋虚血、その他、感染症の増加などな悪影響が起きる[5]。

　低体温を起こさないようにすることが重要である。患者が入室したら、温風対流式ブランケットを用いて体表を温める必要がある。体の下に敷くタイプもあれば、上からかけるタイプ（上半身、下半身用、全身用）もあるが、とにかく手術室の冷たい対流にさらされる体の面積を減らす必要がある。輸液は保温庫で温めておき、輸液量が多い症例では効率の良い輸液・輸血加温器を用いる必要がある。頭からの熱の喪失量は多い。特に小児では体格に占める頭の容積が大きいので、頭を覆うことも重要である。新生児や乳児では、ラジアントヒーターを用いる。

　様々な方策をとっても低体温を防ぐことは難しい。しかし、その程度を少しでも少なくするように努力する必要がある。

上気道浮腫が疑われたら抜管は慎重に
Upper airway edema may compromise airway patency.

　咽頭部の手術の場合には、上気道浮腫により気道閉塞が起こる可能性がある。また、直接気道操作をしていない手術、たとえば頭低位の長時間手術で輸液量が多い場合にも喉頭浮腫が起こる可能性がある。気管チューブ挿入中には正常に呼吸ができていても、抜管後に気道閉塞が起こる。時には、数時間して重大な気道閉塞が起こることもある。

　抜管後の呼吸状態の観察が重要である。喘鳴（stridor）の出現やシーソー呼吸に注意する。完全な気道閉塞が起こると、別項（**155頁**参照）で述べる陰圧性肺水腫が起こる可能性もある。重大な上気道閉塞が起こる可能性がある場合には、気管挿管を継続するのが安全である。

安易な早期抜管はリスク
Premature extubation can be devastating.

気道確保法も難しいけれど、抜管のタイミングも難しい。通常の全身麻酔後であっても、術中にアナフィラキシーや大出血などの大きなイベントがあったり、患者の状態が不安定、あるいは不安定になる可能性があれば、抜管は控えたほうがよい。全身麻酔後に患者が動き出し、気管チューブの存在を嫌がるような状況で抜管すると、喉頭痙攣を起こす可能性がある。

抜管の基本的条件として、患者に意識があること、気道反射が回復しており誤嚥を起こす可能性が低いこと、バイタルサインが安定していること、筋弛緩薬の完全な拮抗が行われていることなどがある。手術に関係するものとして、出血のリスクがないこと、喉頭浮腫・声門浮腫による気道閉塞のリスクがないことなども条件となる。もちろん、深麻酔下に抜管する場合もある。

咽頭手術など直接気道に関係する手術や、長時間の頭低位手術で輸液量が多かった手術など声門浮腫が疑われる手術では、抜管は慎重に行う。カフを脱気して、ガスリークがあればよいともいわれるが、100％安全である保証はない。

挿管だけでなく、抜管とそのタイミングには十分に注意を払う必要がある。

心筋虚血予防にスタンダードはない
There is no gold standard way to prevent intraoperative myocardial ischemia by medications.

心筋虚血予防に決定的に有効な薬物はない。術前にβ遮断薬を投与されていれば、それを継続することは必須である。一時期流行した予防的にβ遮断薬を投与する方法は、POISE研究により、低血圧の頻度上昇や脳卒中の頻度上昇などが起きることが明らかとなったため下火となった。その後のDECREASE-Ⅳ試験[6]では、脳卒中の頻度を上昇させることなく、心筋梗塞の頻度が低下することが示された。しかし、メタ解析では、β遮断薬の予防的効果は証明されていない。ニトログリセリン投与の予防的効果も証明されていない。麻酔中は低血圧となることが多いため、

ニトログリセリン投与による低血圧の頻度上昇が起こる可能性がある。ニコランジルも欧米では使用されておらず、その心筋虚血予防効果のエビデンスは弱い。

　このような薬物を決まりごとのように投与することは推奨されない。まずは、心筋虚血患者では、術前のコントロールの状態を最良としておくこと、周術期にわたって大きな血行動態変動や頻脈の発生を防ぐこと、心筋虚血の早期診断を可能にし、心筋虚血が疑われたら直ちに治療することが求められる。

心筋虚血の早期診断と治療が予後を改善する
Early diagnosis and treatment of myocardial ischemia are the key to improve prognosis.

　周術期には心筋虚血が起きうる。心筋虚血が起きた場合には、急性心筋梗塞を起こす頻度が高くなる。MGHでは、心臓手術患者や心筋虚血を起こすリスクがある患者では、モニター心電図からではあるが入室時にベースとなる心電図の波形を記録し、術前心電図との比較をしてから麻酔導入を行っていた。術中もSTトレンドモニターをはじめ、心電図の注意深い観察、さらに経食道心エコー法 (transesophageal echocardiography；TEE) による局所壁運動や僧帽弁逆流の観察などを随時行う必要がある。肺動脈カテーテル挿入が全盛のころは、肺動脈圧上昇や肺動脈閉塞圧波形でv波が存在していないかの観察を行っていた。

　術中に心電図異常など心筋虚血が示唆された場合は、原因を検索する必要がある。高度の左主幹動脈狭窄や三枝病変では、ほんのわずかな心拍数増加でも心筋虚血を起こすことがある。血行動態変化がほとんどないのに、心筋虚血を起こすこともある。こうした場合でも、血圧の維持、心拍数増加の抑制、冠動脈拡張薬投与を行う必要がある。ニトログリセリン静注が基本であるが、ニコランジル、カルシウム拮抗薬投与も行われる。

　心筋虚血の早期診断と、原因治療、適切な薬物投与が重要である。

血行動態変動の許容範囲が狭い患者では細心の注意が必要
It's hard to please everybody.

　動脈硬化が進行した患者では、冠動脈疾患と頚動脈狭窄を合併することがある。同日に頚動脈内膜切除術をしてから、冠動脈バイパス術を実施することもある。頚動脈手術をして、しばらく期間をおいてから冠動脈バイパス術を実施することもある。疾患の重要度によっては、頚動脈内膜切除術を行い、冠動脈狭窄症に対しては内科的治療だけ行うこともある。このような場合には、しっかりとした戦略を立てて対応する必要がある。

　私が経験したのは、重症冠動脈疾患があり、心機能も低下した頚動脈狭窄症がある患者の頚動脈内膜切除術である。脳波モニターをしながら手術を実施していたが、頻脈が起きて心電図ではST低下が観察された。これにはβ遮断薬で対応した。頚動脈を遮断したところで脳波の徐波化が起こり、脳虚血が疑われた。昇圧したところ脳波変化は改善したものの、今度は心筋虚血が起きた。

　通常の患者では多少の血圧変動が起きても臓器虚血や臓器機能低下は起きないが、このように重要臓器への血管狭窄がある場合には、相反した血行動態管理を求められることがある。安全域が狭いことを理解しておく必要がある。

文 献

1） Saager L, et al：Intraoperative transitions of anesthesia care and postoperative adverse outcomes. Anesthesiology. 2014；121（4）：695-706.

2） Terekhov MA, et al：Intraoperative care transitions are not associated with postoperative adverse outcomes. Anesthesiology. 2016；125（4）：690-9.

3） Cooper JB：Do short breaks increase or decrease anesthetic risk？ J Clin Anesth. 1989；1（3）：228-31.

4） Lockhart EM, et al：Intracranial venous thrombosis in the parturient. Anesthesiology. 2007；107（4）：652-8.

5） Sessler DI：Complications and treatment of mild hypothermia. Anesthesiology. 2001；95（2）：531-43.

6） Dunkelgrun M, et al：Bisoprolol and fluvastatin for the reduction of perioperative cardiac mortality and myocardial infarction in intermediate-risk patients undergoing noncardiovascular surgery：a randomized controlled trial （DECREASE-IV）. Ann Surg. 2009；249（6）：921-6.

10 危機管理——事例

危機的状況から学ぶ

Experience enhances your ability to deal with the critical events.

　シミュレーション教育により、実際に現場で経験しなくても、よく起こる問題や、稀だが生命に危険を及ぼすような危機的状況への対応など多くのことを学べるだろう。パイロットが受けるシミュレータ教育の精度は高いが、それぞれの機種に合ったシミュレータ教育を受ける必要がある。麻酔の場合は、患者の要因が多く存在し、さらに手術内容も異なるので、バリエーションも多くなる。患者の年齢、性別、体格、併存疾患、臓器機能や臓器予備能など、実に多くの要因がある。さらに、術者や手術の要因、自分を助けてくれる麻酔科医やコメディカルの人数や質が異なったりもする。予定手術ではなく、緊急手術も多い。残念ながら、まだまだ現場で経験を積んでいく必要があるが、典型的な症例のシナリオに沿ってシミュレーション教育で学んでいくことは有用であろう。基本は、1例1例の症例を大切にすることと、より多くの症例を経験することである。初期には優れた指導者から指導を受けることも重要である。だからこそ、トレーニング期間は、優れた指導者の下で、バラエティ（患者要因、手術術式など）に富んだ症例を、できるだけ多く経験する必要がある。

　私は日本における研修医時代からMGHでの心臓麻酔のフェローを終えるまで、ほとんどすべての症例について、術前状態、術中経過、術後経過、さらにattendingに教わったことのノートを残してきた。Attendingになっても、小さなカードに患者情報を簡単にメモするようにしていた。これらのノートは、あとで症例を振り返る際に役に立つし、何を学ばなければいけないかについての課題を与えてくれる。

危機的状況が起きたら、どれだけの時間的余裕があるかを考える
Time is money.

　危機的状況が起きた場合、原因検索や対応を行いながら、2つのことを考える。1つは、devastatingな状況に至るまでの時間的余裕があるかである。自分には何分、あるいは何秒の時間的な余裕があるかを考える必要がある。例えば、経皮的動脈血酸素飽和度 (SpO$_2$) が90％前半に低下しても、それ以上の低下が起きなかったり、吸入酸素濃度の上昇によりSpO$_2$が上昇したりするのであれば、5〜10分程度の時間的余裕があるだろう。しかし、SpO$_2$がさらに低下をし続けるようであれば、1分程度の余裕しかない。急速出血にしても、10分間で500mL程度の出血であれば、何とか持ちこたえることができる。しかし、その速度での出血が継続するようであれば、あるいは5分で500mL程度の出血があり、それが継続すれば、5分程度の時間的余裕があるだけであろう。型適合血液製剤の投与まで、短く見積もっても10〜15分はかかる。危機的出血ということになる。

　考えるべき2つ目のことは、自分ひとりで対処できるかである。もし、少しでも疑いがあるのなら、躊躇なく応援をすぐに要請する。その間に自分でできること、手術室の看護師の助けで何とかできることを実施していかなければならない。

　一番危険なのは、自分ひとりで何とかなると思い、単独で対処することである。まずは応援を要請する。もし、必要がなければ、元の持ち場に帰ってもらえばよいのである。もし、呼ばれて文句を言う人がいれば、その人が誤っているのである。過信は禁物である。

危機的出血への対応はまず準備から
Be prepared for critical bleeding.

　大血管の手術や、肝臓手術など大出血が予想される手術もある。外傷などの緊急手術では大出血になる可能性がある。大出血 (循環血液量程度の出血が24時間以内に起こる) だからといって、生命を脅かすような危機的出血になるわけではない。一方、出血量が1〜2Lでも、それが10分程度のうちに起こり、さらに継続するよ

うであれば危機的出血になりうる。

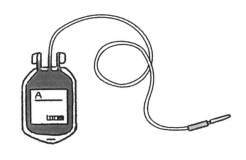

　大出血を危機的出血にしないためには、出血に対する準備が必要である。大出血が予想される手術では、十分量の赤血球液に加え、新鮮凍結血漿や血小板濃厚液を準備する。大量出血の可能性について、輸血部や、必要なら血液センターに連絡をしておく。禁忌がなければ自己血回収装置の準備も行う。太い静脈路（16ゲージ以上）も2本は必要である。さらに、静脈路が必要な場合の場所も確認しておく。中心静脈カテーテルを入れるなら、大口径のカテーテルにしないと、長さがあるので輸血・輸液速度が落ちる。動脈カテーテルも挿入し、フロートラックシステム®などを用いてstroke volume indexなども測定し、循環血液量を定量的に把握できるようにしておく。輸液・輸血にあたっては、加温効率のよいレンジャー®やレベル１システム®をセットしておく。

　大量出血が起こる時間帯に、どれだけの支援が得られるかについて確認しておくことも重要である。

危機的出血が起きたらコマンダーとなる覚悟をせよ
You may become the commander when critical bleeding occurs.

　大量出血が起こる可能性を考えて準備をしていても、それ以上の出血量となることがある。患者の併存疾患や年齢により、大量出血や低血圧に耐えないこともある。夜間の緊急手術や産科出血などで、予想外の大出血が起こる場合もある。危機的出血が起きたら、あるいは起きそうになったら、総指揮官であるコマンダーを選ぶ。一般的には最も経験がある麻酔科医がコマンダーになることが多い。麻酔科医は、自分がコマンダーとなる心構えを持ち、危機的出血に関連するガイドライン[1]とそれらに基づいて作成された院内ガイドライン、院内血液準備の状況などについて知っておく必要がある。コマンダーは「危機的出血の非常事態宣言」や、その終息

を宣言するという役割も持っている。

　こうした場合に必要なのは、応援を頼むこと、コマンダーが応援者に指示して、的確な役割分担をすることである。静脈路の確保、輸血のオーダーや届いたり使用したりした血液製剤の確認、出血量の確認、検査の提出といった作業を分担して行う必要がある。

危機的出血時ではMTPを考慮せよ
Trend toward massive transfusion protocols (MTPs).

　危機的出血時の輸血療法も、この10年くらいで大きく変わってきた。初期は、赤血球液の交差適合試験の省略や、異型適合輸血が主たる方針であり、新鮮凍結血漿は出血が治まってからという考え方であった。最近は、大量輸血プロトコール (massive transfusion protocols；MTPs) が主流となり、赤血球液や新鮮凍結血漿、血小板濃厚液などを早期から投与し、それらの単位投与比を1:1:1とすることが推奨されている。目標とするフィブリノゲン値も100mg/dLから150mg/dLへと引き上げられた。フィブリノゲン補充のためにクリオプレシピテートやフィブリノゲン製剤は保険適用外である。クリオプレシピテートは院内製造に依存している。

　MTPが周術期患者の予後を改善するという確実なエビデンスはない。まずは、赤血球液と新鮮凍結血漿を投与し、その後はフィブリノゲン値、血小板数、thromboelastogram (TEG) などによる測定値を基に血液凝固管理をしていくのがよいと考えられる。

危機的出血時の新鮮凍結血漿融解はまず2単位製剤から
Thaw 2-unit fresh frozen plasma first when active bleeding starts.

　新鮮凍結血漿は凝固因子のすべてを補えるという利点があるが、融解に時間がかかったり、フィブリノゲン値を上昇させようとすると高用量投与が必要となったり、　輸血関連循環過負荷 (transfusion-related cardiovascular overload；

TACO) が起こるリスクもある。輸血関連急性肺障害 (transfusion-related acute pulmonary injury；TRALI) は、新鮮凍結血漿を男性由来のものと変更することで、その頻度は低下してきている。

　新鮮凍結血漿の融解には時間がかかるので、早めにオーダーする必要がある。融解時間を短縮するために、危機的出血発生時はまず2単位 (240 mL) 製剤を融解し、その後に高単位製剤に切り替えることが推奨される。米国では、既に融解された thawed plasma (1〜6℃で5日間保存可能) を用いることもできる。Thawed plasma は不安定因子である第V因子と第Ⅷ因子の活性は低下しているものの、十分量の凝固因子を補うことができる[2]。

　フィブリノゲン値を参考に、もしフィブリノゲン値の上昇が不十分であれば、保険適用外であるが、クリオプレシピテートやフィブリノゲン製剤の投与を考慮する。危機的出血が予想される患者では、事前にこれらの製剤の投与についても患者のインフォームドコンセント (informed consent；IC) を得ておくことが推奨される。

TURP中の出血量の推定は難しい
It is difficult to estimate blood loss during TURP.

　前立腺肥大症に対しては、経尿道的前立腺切除術 (transurethral resection of prostate；TURP) がよく行われていた。しかし、TURPでは、灌流液による水中毒 (低ナトリウム血症) のリスクがあるほか、出血量の推定が難しいという問題点があった。低体温、菌血症なども起こりうる。現在では、より侵襲が少ない経尿道的ホルミウムレーザー前立腺核出術 (holmium laser enucleation of the prostate；HoLEP) などが行われることが多くなってきた。

　TURPでは大量の灌流液を用いるために、出血量の推定が難しい。切除する前立腺が大きいほど、また、TURPの時間が長くなるほど、開放する前立腺洞の数が多いほど出血量は多くなる。灌流液の血管内への流入のために、出血があっても血圧が上昇することもある。

経験した症例（**図1**）は全身麻酔でTURPを実施したが、術後に低血圧が起こり、患者も興奮状態となった。砕石位としていたが、下肢を元に戻していたために静脈還流量が減少して心拍出量が減少し、低血圧となったと考えられる。興奮状態にあったので低ナトリウム血症も疑われたが、高度の低ナトリウム血症はなかったため、低血圧によるものと考えられた。ヘマトクリット値は21％であり、麻酔後回復室で赤血球液3単位の輸血を行った。

手術が長時間になったところで、採血して血算や血液生化学検査をすべき症例であったと反省した。

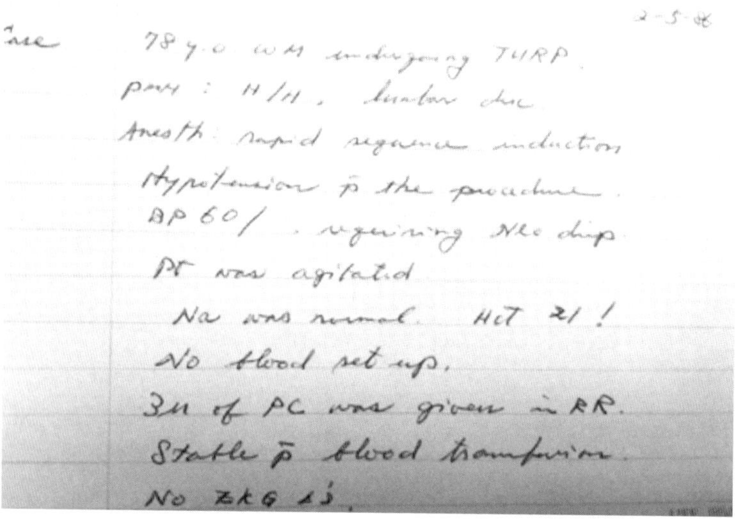
Case 2-5-88
78 y.o. WM undergoing TURP.
PMH: H/H, lumbar disc
Anesth: rapid sequence induction
Hypotension p̄ the procedure.
BP 60/ , requiring Neo drip.
Pt was agitated
Na was normal. Hct 21!
No blood set up.
3U of PC was given in RR.
Stable p̄ blood transfusion.
No EKG Δs.

図1　全身麻酔でTURPを実施し、術後に出血による低血圧が起きた症例

輸血後に低酸素血症が起きたらTRALI、TACO、アナフィラキシーを考えよ

My first experience of transfusion-related acute lung injury (TRALI)

MGHのレジデント時代にICUで、輸血によると考えられる高度低酸素血症を経験したことがある。患者は50代の肥満男性。アメリカンフットボールの有名なコー

チであった。整形外科手術中に出血量が多くなり、輸血を受けた。その後１時間ほど
して酸素化が悪化してきた。肥満による酸素化の悪化や、術中の心筋虚血による心
機能低下による肺水腫などが考えられた。気管挿管され、鎮静されてICUに運ばれ
てきたが、胸部Ｘ線写真上、両肺野はすりガラス状陰影を認め、酸素化も非常に悪
かった。肥満もあり、心肥大があるように思えた。心電図でも虚血性変化は認めら
れなかった。1980年代前半の頃であり、TRALIの概念はまだ確立されていなかっ
た[3]。この症例は翌日まで人工呼吸を継続し、特に問題なく回復した。抗白血球抗
体によるものではないかと考えられた。今にして思えば、TRALIの臨床像に当ては
まる。

　輸血に関連する酸素化の悪化を起こすものとしては、TRALIとTACO、アナフィ
ラキシーが考えられる。アルブミン製剤によるアナフィラキシーも経験したことが
ある。安易に輸血をすることへの戒めと考えている。

低酸素血症発生時には原因検索と酸素化改善を並行して行え
Always be prepared for hypoxemia.

　高度の低酸素血症は、永久的脳障害や心停止の重大な原因である。高度の低酸素
血症が起こる前に低酸素血症の診断をし、治療しなければならない。パルスオキシ
メータの普及で低酸素血症の早期発見が可能になった。しかし、十分に前酸素化さ
れたり、高濃度酸素投与がされたりしている状況では、低換気や無換気が起きても、
低酸素血症にいたるまで時間がかかることを忘れてはならない。前酸素化後に食道
挿管しても、しばらくの間はSpO_2は100％のままである。『日本麻酔科学会気道管
理ガイドライン2014』[4]でも、マスク換気中にカプノグラムが平坦な場合には、低
換気による二酸化炭素貯留、そして低酸素血症へとつながるとしている。
　SpO_2が低下したら、原因検索と、酸素化改善のための行動を同時にとる必要が
ある。低酸素血症を起こす原因リストを作成しておく必要がある。

呼気終末二酸化炭素分圧上昇原因は肺胞換気量不足と二酸化炭素産生量の増加

High end-tidal CO_2 means ventilation is insufficient for CO_2 production.

呼気終末二酸化炭素分圧 (end-tidal CO_2; $ETCO_2$) は動脈血二酸化炭素分圧を反映することから、換気の重要な指標となっている。$ETCO_2$だけでなく、カプノグラムの変化から、様々な呼吸の異常を診断することができる。$ETCO_2$の上昇は、二酸化炭素産生量の増加か肺胞換気量の減少、あるいはその両者である。麻酔器の一方弁の故障などによる再呼吸や、ソーダライム消耗による二酸化炭素除去の障害も原因となる。カプノグラムの基線が上昇するようであれば、ソーダライムの消耗が疑われる。低流量麻酔では再循環するガス量が多くなるので、ソーダライムの消耗速度が速い。トレンデレンブルグ体位の腹腔鏡手術では、気腹に用いる二酸化炭素の血中への吸収と、圧制御換気を行っている場合には1回換気量の減少の両方が起こる。発熱や代謝率の上昇で二酸化炭素産生量は増加する。悪性高熱症では著しい二酸化炭素産生量の増加が起こるため、悪性高熱症の初期徴候として$ETCO_2$の上昇が起こる。大動脈遮断解除後や、四肢のターニケット解除後には、阻血されていた組織からの二酸化炭素放出により、一時的に$ETCO_2$が上昇する。炭酸水素ナトリウムを投与した場合にも、炭酸水素ナトリウムの分解により二酸化炭素が産生され、一時的に$ETCO_2$が上昇する。気腹の合併症として二酸化炭素による皮下気腫ができた場合には、$ETCO_2$の上昇が持続する。

　1回換気量や呼吸回数のチェックも必要である。死腔が増加した場合、1回換気量のうち、有効に換気に関与する換気量が減少するため、肺胞換気量は減少する。

　$ETCO_2$上昇を認めたら、低換気と二酸化炭素産生量増加の両面からアプローチする必要がある。

呼気終末二酸化炭素分圧低下が起きたら、
換気量過多だけでなく、循環の悪化を考えよ
Low end-tidal CO₂ may be due to hyperventilation or hypovolemia.

　ETCO₂は呼吸だけでなく、循環の状況を反映する。肺の死腔や、死腔に近い（つまり、換気／血流比が非常に大きい）部分が増えれば、動脈血二酸化炭素分圧が変化しなくても、ETCO₂は低下する。

　低体温になれば、代謝率が1℃につき7%低下する。出血などにより循環血液量が減少して肺動脈圧が低下すれば、死腔が増加するためにETCO₂は低下する。極端な例では心停止となればETCO₂は0、カプノグラムは平坦になる。心肺蘇生により自己循環が再開すると、カプノグラムが出現し、ETCO₂の上昇が認められる。ETCO₂の上昇までの時間が短いほうが、またETCO₂の上昇程度が大きいほうが蘇生率が高いとされている。ETCO₂が急激に低下する場合には、肺塞栓症を考える必要がある。換気条件を変えていないのにETCO₂が低下する時には、循環系の状態悪化を念頭に置いておかなければならない。

喉頭痙攣は落ち着いて対処すれば大丈夫
Laryngospasm can be handled with positive pressure ventilation and CPAP.

　喉頭痙攣は導入時にも、抜管後にも、さらには術後にも起こりうる。小児の緩徐導入中に喉頭痙攣を起こして、換気困難となることがある。声門上器具で気道を確保し、レミフェンタニル持続静注を用いた麻酔中に喉頭痙攣が起きることもある。抜管後に喉頭痙攣が起こる場合がある。浅麻酔の状況での気道刺激には注意する必要がある。

　喉頭微細手術後の症例で、手術室から麻酔後回復室に移送する最中に喉頭痙攣を起こした、中年肥満男性の症例を経験したことがある。患者は覚醒していたが、麻酔後回復室に向かう途中で呼吸停止を起こした。バッグ・マスク換気をしようとしたが、どうしても換気できない。持続気道陽圧 (continuous positive airway pressure；CPAP）などをかけ、ようやく換気ができるようになった。気管挿管のために喉頭展開をしたところ、咽頭内に血液が溜まっているのがわかった。喉頭微細手術中に喉頭蓋根部を傷つけ、そこから出血し、その血液により喉頭痙攣を起こしたらしい。

　喉頭痙攣は落ち着いて対処すれば十分に解決できる問題である。喘鳴（stridor）が聴取されたら、不完全気道閉塞が起きているので迅速に対処する。落ち着いてCPAPなどをかけ、揮発性麻酔薬の濃度を上げて麻酔深度を深くし、必要なら筋弛緩薬を用いて対応する必要がある。小児の緩徐導入中で静脈路がなく、持続気道陽圧などの保存的な方法で喉頭痙攣が解除できない場合には、血流が多い舌にスキサメトニウムを筋注するのが最も即効性があってよいと教わったが、そこまで必要になったことはない。

Hibワクチンで減少した小児の急性喉頭蓋炎
Hib vaccination has eliminated acute epiglottitis.

　日本では経験したことはないが、私がMGHのレジデントをしていた頃は、小児の急性喉頭蓋炎の緊急挿管を何例か経験した。起炎菌であるヘモフィルス・インフルエンザ菌b型（*Haemophilus influenza* type b；Hib）ワクチンの接種が行われるようになったため最近は激減した。

　患者は救急室から、興奮しないようにそっと移送されてくるが、手術台の上に座って、嚥下できないためによだれを垂らしながら、いかにも具合が悪そうな重症感がある。発熱して頬が紅潮している。

　そっと言い聞かせながら、ゆっくりとマスク導入する。親に付き添ってもらうこともある。外科医は気道閉塞時にすぐに外科的な気道確保ができるようにスタンバイする。児が興奮したりすれば、あっという間に気道閉塞が起こる可能性がある。児は座ったまま、酸素とハロタン（現在であればセボフルラン）を用いて自発呼吸を残しながら導入する。十分な麻酔深度が得られたところで、静脈路を確保して、急速輸液を行う。挿管には、通常よりも1サイズ細めのものを用いる。喉頭展開はそっと行い、気管挿管を行う。経口挿管後に経鼻挿管に変えることもある。それか

ら細菌培養のサンプルをとった後、抗菌薬を投与する。その後は鎮静したまま、集中治療室に移動する。抜管までは2〜3日はかかる。

緊急の気道管理でも、特に緊張する症例である。

Hibワクチンにより、その発生をほとんど見なくなったのはありがたいことである。予防医学の重要性を感じる。ただ、成人では未だに急性喉頭蓋炎が発生することがあるので注意する。

気道閉塞が起きたら陰圧性肺水腫にも注意
Negative pressure pulmonary edema may occur after airway obstruction.

声門が閉じた状態で強い吸気努力があると、陰圧性肺水腫が生じうる。小児や若年者で起こりやすい。声門が閉じた状態での吸気では、$-140cmH_2O$ にもなる胸腔内陰圧が作られる。喉頭痙攣など急性の気道閉塞で起こるほか、慢性の気道狭窄解除でも起こりうる。

慢性扁桃炎に対して扁桃摘出を受けた健康な男性であった。特別な併存症もなく、手術も順調に終了し、患者が覚醒したところで抜管した。しかし、そのあと喉頭痙攣によると思われる気道閉塞で、患者は呼吸ができない状態となった。陽圧換気もままならず、スキサメトニウムを投与してようやく喉頭痙攣を解除し、挿管した。しかし、SpO_2はその後も低下した。血液の誤嚥を疑ったが、胸部X線写真を撮影すると肺水腫であった。よって、陰圧性肺水腫と診断した。その後、人工呼吸を行い6時間ほどで抜管した。

陰圧性肺水腫は、この症例のように気道閉塞直後に起こることもあるが、24時間も遅れて起こることも報告されている。気道閉塞が起きた場合には、陰圧性肺水腫が起こることを考えておく必要がある。

長時間にわたる肺虚脱の解除では再膨張性肺水腫に注意せよ
Do not acutely evacuate massive pleural effusion to avoid reexpansion pulmonary edema.

　気胸や大量の胸水により肺が長期間（3日以上）にわたって虚脱が持続している場合、急激にその肺を膨張させると再膨張性肺水腫を起こすことがある。病棟で大量の胸水をドレナージする場合に注意する必要がある。片側の肺水腫であることもあれば、両側の肺水腫となることもあり、致死的ともなりうる。

　これは麻酔中にも起こりうることである。肺血管の透過性上昇による肺水腫と考えられる。肺を膨張させるための陽圧によって血管が損傷される可能性が指摘されている。これは、大量の腹水貯留患者で腹水を除去する場合にも起こりうる。卵巣腫瘍で数十Lの腹水が貯留した患者で、押し上げられた横隔膜により肺底部の無気肺を起こしていた症例がある。腹水を急激に除去することによる大きな血行動態変化や、再膨張性肺水腫を防ぐために、数時間かけて腹水を除去した。

　長時間肺虚脱が続いている患者の麻酔にあたっては、頭に置いておくべき合併症である。

意外に頻度が低い術中の気管支喘息発作
Diagnosis of bronchial asthma attack is low on the list.

　気管支喘息がある患者や、最近上気道炎を起こした患者では、気道被刺激性が高くなっており、気管支痙攣を起こす可能性がある。麻酔をする際にも、気管支喘息患者では喘息発作を起こさないように浅麻酔での気道操作を避けたり、セボフルランなどの揮発性麻酔薬を使用したりする。

　このような患者で術中に換気不良であったり、酸素化が悪くなったりすると、鑑別診断として喘息発作を第一に考えることが多いが、上記のような注意をしていれば、実際に喘息発作が起こることは稀である。麻酔導入直後であれば、誤嚥の可能性もある。気道内圧上昇や低酸素血症が起きた場合には、気管チューブの閉塞、片肺挿管などの気管支チューブのトラブルや気胸などを考えるべきである。用手換気

として、両側肺の聴診をしたり、気管チューブを少し引き抜いたりするなど、基本的な診断と治療をする必要がある。アナフィラキシーなどで気管支痙攣が起きることもある。

術中に気道内圧上昇、酸素化の悪化、喘鳴などが起きた時、気管支喘息発作だけでなく、様々な鑑別診断を考え、それを除外しながら、治療を進めていく必要がある。

気管支が拡張すれば子宮は弛緩する：気管支痙攣治療の悩み
Severe bronchospasm during emergency C-section threatens the mother and fetus.

硬膜外鎮痛による無痛分娩をしていた気管支喘息の既往がある患者で、胎児ジストレスが起き、緊急帝王切開になったことがある。硬膜外カテーテルからトップアップドースを投与したが、帝王切開には間に合わず、チオペンタールとスキサメトニウムを用いた rapid sequence induction (RSI) による気管挿管を行った。ところが、その直後に重症気管支痙攣が起きた。胎児は無事に娩出され、Apgarスコアの1分値も7あった。

気管支痙攣治療のために、気管内への気管支拡張薬投与、アドレナリン低用量の持続静注、さらに揮発性麻酔薬の濃度上昇などで対応した。気管支痙攣はやや軽快したものの、子宮収縮が不十分で出血量が増加した。揮発性麻酔薬投与に加え、硬膜外麻酔の影響もあり、血圧も低下傾向となった。揮発性麻酔薬濃度を低下させると、気管支痙攣が悪化する、上昇させると子宮が弛緩するということを何度も繰り返しているうちに、ようやく気管支痙攣も軽減し、子宮収縮も戻ってくる状況になった。

麻酔では、こうした相反することが起きうる。薬物の作用と副作用をよく理解しておく必要がある。

一側肺換気時の緊張性気胸は超緊急事態
Tension pneumothorax is an immediate death threat.

他大学でのBSL (bed side learning)
の学生実習で、開胸しての一側肺換気に
よる食道手術の見学をしていた時のこと
である。術野は見えなかったが、モニ
ター上、高度の低血圧、そして低酸素血
症が発生し、さらには心電図上でST部
分の大きな低下が起こり始めた。BSLの
学生を放置して、治療に参加することに
なった。

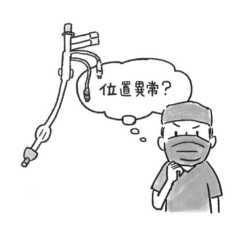

この症例で起きていたのは、非開胸側
の緊張性気胸であった。両側肺の換気ができない状態になっていたわけである。術
野側から縦隔が盛り上がっていることが発見されて診断できた。気管支ファイバー
でも非換気側の虚脱が観察された。心停止直前の対応であった。

「一側肺換気中、非換気側にも聴診器を当てておけ」というMGHでの教えが守
られていれば、診断はもっと早かったかもしれない。一側肺換気中は二腔気管支
チューブの位置異常を含め、低酸素血症を起こす多くの要因がある。低酸素血症の
鑑別診断をしっかりと頭に入れておかなければならない。

重症吐血では挿管も容易ではない
You are in big trouble to secure the airway when the blood is
gushing out from the upper GI tract.

挿管困難な要因に上部消化管出血がある。食道静脈瘤からの出血の場合、開口し
ても血液が食道からあふれ出てきて、十分な視野が得られない。どす黒い血液がコ
ンスタントに流れ出てくる。この症例以外でも、食道静脈瘤破裂患者の緊急挿管で
は同様に苦労した（**図2**）。

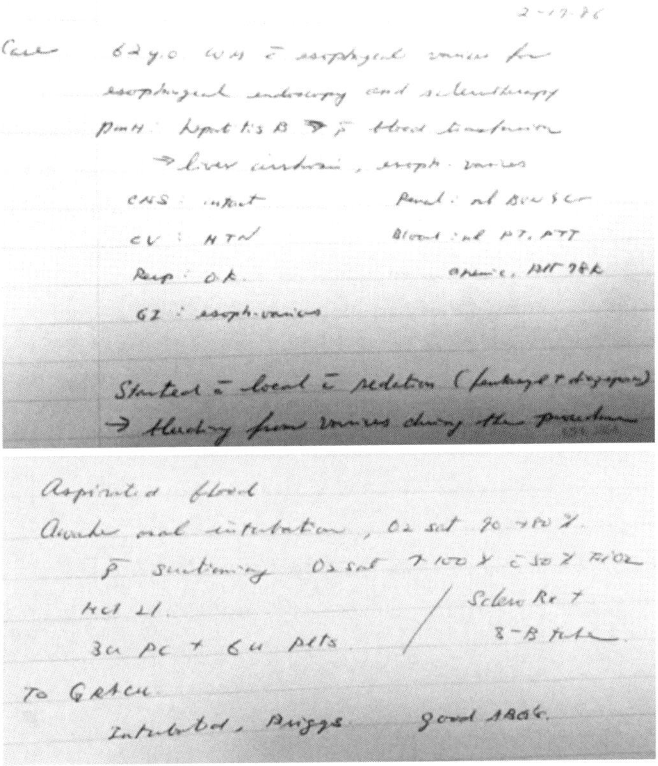

2-17-86

Case 62 y.o. WM c̄ esophageal varices for esophageal endoscopy and sclerotherapy

PMH: hepatitis B ⇒ p̄ blood transfusion
→ liver cirrhosis, esoph. varices

CNS: intact   Renal: nl BUN & Cr

CV: HTN   Blood: nl PT, PTT

Resp: OK.   anemic, Hct 28%

GI: esoph. varices

Started c̄ local c̄ sedation (fentanyl & diazepam)
→ bleeding from varices during the procedure

Aspirated blood
Awake oral intubation, O2 sat 90 → 80%.
p̄ suctioning O2 sat → 100% c̄ 50% FiO2
Hct 21.   / Sclero Rx + S-B tube
3u PC + 6u plts.
To GRACU
Intubated, Briggs   good ABGs.

図2　食道静脈瘤からの出血

鎮静下（monitored anesthesia care；MAC）での食道静脈瘤硬化療法であったが、途中から食道静脈瘤からの大出血を起こし、緊急意識下挿管を行った。ヘマトクリット値も21％に低下していた。気管挿管したまま、ICUで人工呼吸管理となった。

出血により最も挿管が困難であったのは、腹部大動脈瘤が十二指腸に穿孔しての出血であった。拍動性に口腔内から鮮血があふれ出てきた。吸引で処理できるような出血量ではなかった。声帯から漏れてくる気泡を頼りに、何とか挿管できた。

上部消化管出血を起こす患者は、元から重大な基礎疾患を持っていることが多い上、血液の誤嚥による低酸素血症だけでなく、出血による血圧低下なども起こる。気道確保をした上で、全身状態改善を行っていく必要がある。気道を完全に守れなくとも声門上器具は有意かもしれない。

術直後には常に緊急再挿管の心構えが必要
Always be prepared for emergent reintubation.

　問題もなく手術が終了し、抜管した後に患者の状態が急変し、再挿管が必要になることがある。緊急再挿管が必要な状況は手術室内で起こることもあれば、麻酔後回復室への移送中、さらには麻酔後回復室で起こることがある。抜管したといって決して油断をしてはならない。

開胸をためらうな！
Give me a saw！

　私が1st call レジデントをしていた夜のことである。1st call レジデントの日は、手術室に余裕があれば、手術室の1つ上の階にある麻酔科が管理する2つのICUをラウンドするようにしていた。ICUのon callのレジデントと話をしたり、看護師のリーダーとICUの状況について話をしたりする。夜9時からカフェテリアがon call医に開放されるが、ICUのレジデントはICUを離れることができないので、手術室のon callの麻酔科レジデントに食事を取りに行かせたりしていた。

　その時に目についたのが、数カ月前に気管形成術を受けた青年である。呼吸状態が悪いと言う。診ると、呼吸し、呼気のたびに頚部が膨れている。気管断裂を疑ったので、すぐにon callの胸部外科フェローを呼び出してもらい、手術室の受け入れ準備をするように指示した。

　手術室に取って返し、手術室の麻酔器の準備を開始した。それから10分もしないうちに、外科医と看護師がICUから患者を移送してきた。患者はショック状態で、心停止状態であった。外科医は、気管支ファイバースコープを用いて気管挿管を試みていたが、血液のために十分な視野が得られないということであった。私は、外科的な修復以外にないと考えたので、胸骨正中切開が必要であると判断した。「Give me a knife and a sternal saw！」と叫んだが、手術室看護師が躊躇して私にsawを渡してくれない。ファイバー挿管を試みていた外科医が、看護師に私にsawを渡すように指示して、ようやくsawを渡された。麻酔科医である私が胸骨正

中切開をし、外科医がファイバー挿管をするという奇妙な光景になった。正中切開をしてみると、気管は完全に断裂しており、断端を探すのも困難であった。ようやく術野から挿管したものの、この患者を救うことはできなかった。

　術式や術後合併症について、よく理解しておくことは重要である。そして、思い切って行動することも重要である。この胸骨正中切開は私にとって、最初で最後の経験となった。心臓外科手術でさんざん見てきた手技だからこそ、できたのだと思う。門前の小僧が役に立った。その症例以来、皆から高慢、強引と恐れられていたその胸部外科のフェローと仲良くなった。彼が心臓外科医となった時、私も心臓麻酔のフェローとして働きやすかったのは、その時にできた信頼関係のおかげである。

心膜欠損で起こる心臓ヘルニア
Open the chest！

　肺全摘後の患者がRICUに入室してきた。患者は覚醒し、呼吸状態も問題なさそうに見えた。ルーチンの12誘導心電図をとると、ST部分に変化が認められた。それから数分間の間に、ST部分の上昇はより広範に、そして高度になってきた。血圧もどんどんと低下し、徐脈、そして心停止になった。

　その時に、呼吸器外科のattendingであるDr. Grilloが駆け込んできた。その口から飛び出したのが、「Open the chest！　Right away！」であった。Dr. Grillは気管形成術のパイオニアであり全米から治療困難な患者が送られてくる呼吸器外科のレジェンドである。「たとえ、私が閉じた傷であれ、遠慮なく切開しろ」と、あとでフェローを諭していたのが印象深い。肺全摘の際にできた心膜の穴から、左室がヘルニアを起こしているのが見つかった。RICU入室後にヘルニアが起き、それがどんどんと進展したものと考えられる。心膜を大

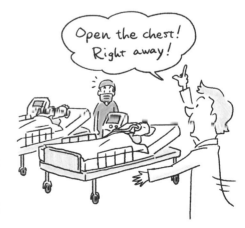

きく切開したところで、血圧が回復した。

　心臓ヘルニアは頭に入れておかなければならない合併症である。迅速な判断と処置が求められる。日本でも手術室からの退室直前に経験したが、この時の経験が役に立った。

肺血栓塞栓症は死につながる
Pulmonary thromboembolism can be fatal.

　肺血栓塞栓症は、致死的になりうる重大な術後合併症の１つである。術前の深部静脈血栓症のスクリーニングや、弾性ストッキング、空気圧迫法、抗凝固療法、下大静脈フィルター挿入など、リスクの程度に合わせて周術期に予防策がとられる。

　術後数日して、立ち上がったり、歩行したりした後に突然循環虚脱を起こして、救命できない症例もある。術後に起きた肺血栓塞栓症を除去するための、緊急肺血栓塞栓摘除術の麻酔を２回経験したことがある。TEEでは、下大静脈から右房内、さらに右室、肺動脈内にゆらゆらと動く塞栓子が観察された。患者の血行動態が急速に悪化し、ETCO$_2$もどんどんと低下してきた。ETCO$_2$が10Torr以下、高度の徐脈になり、「心停止します」と言った瞬間に、大静脈カニュレーションのために右房切開をすると、塞栓子がいくつも湧き出るように出てきた。取り出した塞栓子は、下肢静脈瘤を鋳型としてできた血栓そのものであった。患者は後遺症もなく、無事に回復した。

　肺血栓塞栓症の恐ろしさを目の当たりにした症例であった。

思わずドキドキする高度徐脈
Severe bradycardia makes you tachycardic.

　レミフェンタニルを基礎に用いる麻酔が増加し、術中は徐脈傾向となることが多い。脊髄くも膜下麻酔や硬膜外麻酔の麻酔高がT4以上に上昇した時にも、高度の徐脈が起こる。高度の徐脈であっても、比較的ゆっくりと起こるものは、余裕を

持って対処できる。

　高度の低酸素血症、低血圧などで起こる徐脈は心停止に至る可能性が高い。心筋虚血にも注意する必要がある。

　しかし、モニターディスプレーの心電図がしばらく一直線となり、次の心拍がいつ出るかもわからないような急激で高度の徐脈が起きた場合には、的確、迅速な対応が必要になる。麻酔や手術手技に関係するものとしては、不十分な麻酔での喉頭展開、眼球圧迫や外眼筋牽引（眼球心臓反射）、腸管牽引、頚動脈操作など迷走神経刺激によるものや、三叉神経核刺激などがある。高度の徐脈となったことを術者に伝え、手術操作の中断をしてもらう必要がある。脊髄くも膜下麻酔で、静脈還流量減少により圧受容体と伸展受容体（stretch receptor）を介したBezold-Jarisch反応で高度の徐脈が起こる。

　徐脈により心拍出量が減少し、循環時間が延長しているため、アトロピンを静注してもなかなか効果が出てこない。次の心電図波形が出てくるまで、とても長く感じるものである。

心停止はいつ起こるかわからない
Cardiac arrest can happen anytime.

　長い麻酔生活において、心停止には何度も遭遇した。大動脈破裂によるショックなど患者の状態が悪く、心停止になりうると予測できるものもあれば、予想外だと感じるものもある。

　　78歳の男性（**図3**）。1年前に左大腿動脈─膝窩動脈バイパスを受けた。術後心筋梗塞を起こし、労作性狭心症を持っている。今回は右足の虚血のために足中手骨切断術（transmetatarsal amputation；TMA）と、右大腿動脈‐脛骨動脈バイパス術が予定された。麻酔は0.75％ブピバカインを用いた硬膜外麻酔であり、術中は心室性期外収縮が散発するほかは、特に問題はなかった。しかし、手術終了直後に心室細動となり、蘇生することはできなかった。
　　下肢の虚血があり、術前の運動耐性は不明である。心筋梗塞の既往もあり、心機

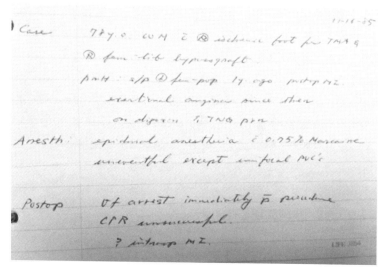

図3　下肢動脈バイパス直後の心停止

能も低下していた可能性がある。術中には血行動態は安定していたのに、全く意外な心停止であった。心電図もⅡ誘導とV₅誘導をモニターしていたが、心筋虚血を示唆するST部分の変化などはなかった。今にして気になるのは、0.75%ブピバカインの使用である。米国では、0.75%ブピバカイン使用による硬膜外麻酔で心停止が何例か報告された[5]。しかも、ブピバカインによる心停止は蘇生が難しいといわれている。0.75%ブピバカインは作用時間が長いので、術前に注入しただけであったが、心停止において何らかの関与があったのかもしれない。

　術中はもちろん、手術後も油断してはならないという教訓である。

冠動脈インターベンション合併症発生時の対応は分を争う

It is wonderful to work as a team to deal with failed PTCA.

経皮的冠動脈形成 (percutaneous transluminal coronary angioplasty ; PTCA) が開発されたのは1970年代である。日本では1981年から開始されてい

る。現在はステント治療も多く、単純な経皮的古典的バルーン血管形成術 (percu-taneous old balloon angioplasty；POBA) は少ない。

　私がMGHで心臓麻酔のレジデントをしていた頃は、木曜日朝7時からの麻酔科のGrand roundに合わせてPTCAが行われていた。合併症が起きた場合、空いている心臓外科用の手術室ですぐに対応できるからである。

　たまたま私が当番であったが、Grand roundが始まってしばらくして、beeper (ポケベル) が鳴り出した。PTCAで冠動脈が破裂したとのこと。PTCAでは、必ず肺動脈カテーテルも挿入し、PTCAの合併症が起きた時には大動脈内バルーンパンピング (intra-aortic balloon pumping；IABP) を入れることになっていた。患者の情報は前日にラウンドして頭に入っているし、手術室の準備はGrand roundまでにできているので、手術室に走った。私が手術室に着いて数分もしないうちに患者が入室した。

　驚いたのは、それからの全員のスピードの速さである。Dr. Akinsが執刀であったが、2枝バイパスで、skin-to-skinの手術時間は1時間50分くらいであった。手術は午前10時前に終了。次の症例も、予定の9時入室より1時間ほど遅れるだけであった。患者は心筋梗塞を起こすこともなく、順調に回復した。

　循環器内科-心臓外科チームの底力を感じさせられた症例であった。普段の訓練は、こういう時のために存在するのだと感じた。

ニトロプルシドは冠盗血現象を起こす
Coronary steal syndrome is real.

　イソフルランやニトロプルシド (sodium nitroprusside；SNP) は、冠動脈の全般的な拡張を起こすため、冠盗血現象を起こす可能性がある。しかし、実際の臨床の場で、それを体験することは稀である。

　　Haloベストを着けている63歳の男性であり、坐位でのC1-C2の癒合術が予定された (**図4**)。心電図上、陳旧性下壁梗塞が示唆された。意識下挿管を行っている。術中の血行動態は安定していたが、手術終了前に血圧が上昇し、SNPの投与を開

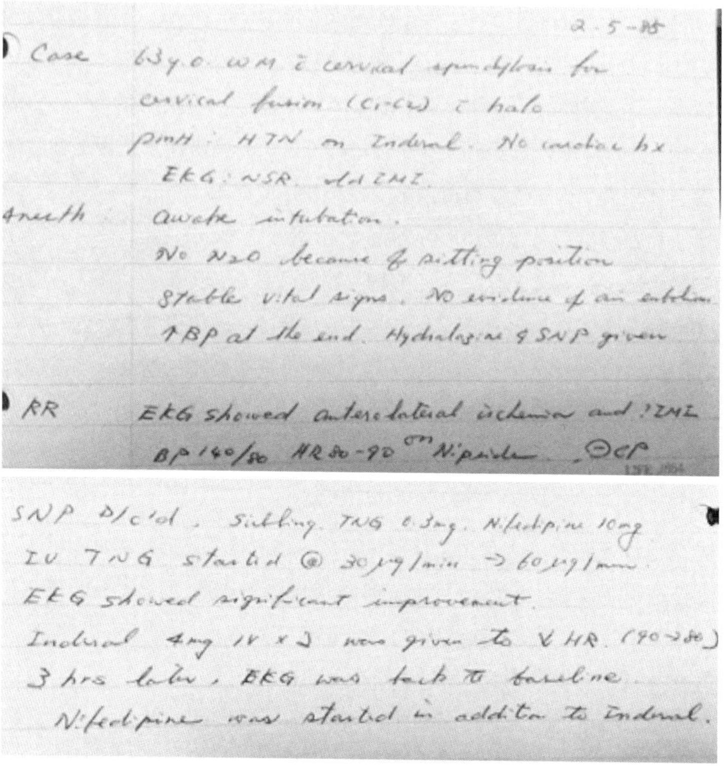

Case 63 y.o. WM c̄ cervical spondylosis for
cervical fusion (C1-C4) c̄ halo
pmH: HTN on Inderal. No cardiac hx
EKG: NSR. old IMI.

Anesth Awake intubation.
No N2O because of sitting position
Stable vital signs. No evidence of air embolism
↑BP at the end. Hydralazine & SNP given

RR EKG showed anterolateral ischemia and ?IMI
BP 140/80 HR 80-90 on Nipride ⊖CP

SNP D/c'd. Sublng TNG 0.3mg. Nifedipine 10mg
IV TNG started @ 30 μg/min → 60 μg/min.
EKG showed significant improvement.
Inderal 4mg IV x2 was given to ↓ HR (90→80)
3 hrs later, EKG was back to baseline.
Nifedipine was started in addition to Inderal.

図4 ニトロプルシド投与による冠盗血現象が起きた症例

始した。抜管後、血圧は140/80mmHg、心拍数は80~90bpmとなり、胸痛は訴えなかったが、心電図上、前壁 - 側壁の虚血性変化が認められた。SNP投与を中止し、ニトログリセリンとニフェジピンの舌下投与を行っている。その間に、ニトログリセリン持続静注の準備をして、30μ/minで投与を開始している。心電図変化は改善した。プロプラノロールも比較的大量に投与し、心拍数も80bpm程度に減少した。

　日本ではSNPが使用されることは稀である。当時、米国ではSNPは強力な降圧効果を持つので、よく用いられていた。現在なら、心拍数コントロールにはランジオロール持続静注をしているだろう。坐位の手術も稀である。
　稀な症例で、稀な事象が起こったというわけである。

高カリウム血症の治療は的確、迅速に
Hyperkalemia may be life-threatening.

　高度の高カリウム血症は心室細動や心静止、高度房室ブロックを起こし、致死的と
もなる合併症である。術前から高カリウム血症を認める患者でも、多くは5mEq/L
台である。このような患者では、細胞内外のカリウムバランスが高カリウム血症状
態で安定しているので、急性高カリウム血症よりもリスクが少ない。採血時に細い
針を用いたりした場合などには、溶血により偽性高カリウム血症となるので注意す
る。術前に高カリウム血症を認める場合には、腎機能低下や副腎皮質機能低下、カ
リウム保持性利尿薬投与などに注意する。

　急性高カリウム血症で進行が急速な場合には要注意である。体内カリウムの大部
分は細胞内に存在している。細胞内カリウム濃度は140〜150mEq/Lと高く、し
かも細胞内液量は体重の40％もあるため、細胞内から細胞外へのカリウム移動で
高カリウム血症となる。悪性高熱症発作時には筋肉内のカリウムが放出されるた
め、高度の高カリウム血症を起こす。横紋筋融解や再灌流障害などにも注意する。
アシドーシスがある場合、pHが0.1下がると、血清カリウムは1mEq/L上昇する。
アシドーシスがあれば、その補正を行う必要がある。肝臓移植など臓器移植後の再
灌流でも高カリウム血症が起こりうる。カリウム負荷で問題になりうるのは、照射
赤血球液の急速輸血である。通常の輸血速度で問題になることは稀だが、危機的出
血があり、アシドーシスのために細胞内からのカリウム移動があり、低血圧のため
腎臓からのカリウム排泄量が減少している場合には、心停止も報告されているので
要注意である。

　血清カリウム濃度が6.5mEq/L以上では、心電図異常や不整脈も認められやす
くなる。T波の先鋭化、P波の消失、PR間隔延長、房室ブロックなどが起こる。さ
らに高度になれば、QRS幅の拡大、サイン波型の心室性不整脈、心室細動や心静止
が起こる。急速な高カリウム血症では、突然に心室細動や心静止が起こりうる。

　術中に高カリウム血症が認められた場合には、フロセミド投与によるカリウムの
排泄増加や、過換気や炭酸水素ナトリウム投与によるpHの上昇、グルコース-イン
スリン療法 (ブドウ糖50gとレギュラーインスリン10単位静注) による細胞内への
カリウム移行などを行う。ただし、細胞内へのカリウム移行は、一時的な処置に過

ぎないことは認識しておく必要がある。心室細動のリスクが高ければ、塩化カルシウム（カルシウムとして500〜1,000mg）やグルコン酸カルシウムの静注を行う。

低カリウム血症の安易な治療はむしろ危険
Treatment of hypokalemia carries a risk of hyperkalemia.

　フロセミドやサイアザイドなどの利尿薬投与を受けている高血圧患者では、しばしば低カリウム血症を認める。低カリウム血症では不整脈のリスクが上昇するといわれる。心臓手術患者では、低カリウム血症により術中に重症不整脈に頻度が増したり、術後心房細動／粗動の発生率が高くなったりすることが報告されている。ただし、高度の低カリウム血症である場合や、ジギタリスを服用していない患者であれば、重大な不整脈が起こるリスクは少ない。

　血清カリウム値が3mEq/L未満の場合には、原因検索を行う必要があるし、予定手術の延期なども考慮すべきである。3〜3.5mEq/L程度で心電図異常などない場合には、特に治療が必要ないことが多い。軽度の低カリウム血症の治療を急ぐあまり、高カリウム血症を起こすリスクのほうが高い。

　低カリウム血症は、フロセミド投与による尿中へのカリウム喪失や、過換気などアルカローシスによるカリウムの細胞内移行によることが多い。β_2刺激薬投与や、術中の高血糖に伴うインスリン分泌によっても血清カリウム値は低下する。利尿薬投与によってカリウムの尿中への喪失が起こる。

　慢性的な低カリウム血症の場合、体内のカリウム不足量は400mEq以上であると想定される。その補正は何日も時間をかけて行うべきである。急速な補正では高カリウム血症を起こすリスクがある。経静脈的なカリウム投与は10〜20mEq/h未満とすべきであり、持続的心電図モニターや、採血による血清カリウム濃度測定が必要になる。低マグネシウム血症を伴うと、低カリウム血症の補正も難しくなるので注意する。

重症低血糖を見逃すな！

Failure to teat severe hypoglycemia may be catastrophic.

　細胞が十分量のATPを産生するには、酸素とブドウ糖がコンスタントに供給される必要がある。高度の低酸素血症や低血糖が一定時間持続すれば永久的な脳障害が起こるし、生命の危険もある。一方、高濃度の酸素が投与されれば、肺を含む酸素中毒やフリーラジカル産生による組織障害が起こりうるし、高血糖により脳虚血・再灌流障害が悪化するなどの害が起こる。

　術前の絶飲食時間が長い場合や、高カロリー輸液の突然の停止（高インスリン血症となっている）、インスリン投与などで低血糖は起こりうる。プロプラノロールの投与で低血糖が起こるほか、低血糖の徴候である頻脈も起こりにくくなる。術前にインスリン治療や血糖降下薬治療を受けている糖尿病患者の血糖管理では注意する。

　全身麻酔下では低血糖の症候がマスクされる。したがって、全身麻酔中には低血糖が起こらないように注意する必要がある。低血糖が認められたら50％ブドウ糖液を1mL/kg投与し、その後もブドウ糖を含む輸液剤を持続投与する。

　軽度の高血糖は容認する必要があるが、脳虚血や心筋虚血発生時には、血糖値はできるだけ正常化したい。

厳格な高血糖予防はむしろ危険

Intensive glucose control may increase the risk of hypoglycemia.

　周術期には外科的侵襲によるカテコラミン増加やコルチコステロイド増加の影響もあり、高血糖になりやすい。高血糖が起こると、浸透圧利尿による尿量の増加、尿量増加に伴う低カリウム血症などの電解質異常も起こる。感染リスクも上昇する。さらに重大なのは、心筋虚血や脳虚血が起き、ついには梗塞に進展する場合、梗塞巣を拡大したりするリスクである。そのため、集中治療患者において高血糖を防ぐようインスリン強化療法を用いて血糖値を80～110mg/dLの範囲に厳密に管理することで、高血糖による害が減少するかについての研究が行われたが、厳格な血糖値コントロールを目指すとむしろ低血糖のリスクを高くし、死亡率を高くすること

が示された[6]。現在は、血糖値は180mg/dL未満とやや高めを目標に維持されるようになってきた。

糖尿病は万病のもと
Diabetes Mellitus is the cause of multiple organ dysfunction.

日本においても糖尿病患者やその予備軍は増加している。糖尿病による動脈硬化を基盤として、様々な臓器障害が進み、網膜症手術や心臓血管手術などを受ける患者も多い。腎障害などもあり、麻酔管理も難しいことが多い。周術期の血糖値管理に難渋することもある。

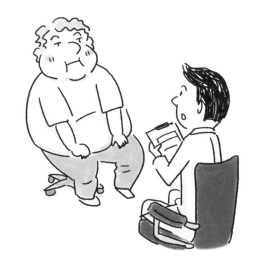

糖尿病は心血管系のリスクや腎機能低下のリスクであるだけでなく、気道確保困難のリスクでもある。低酸素血症に対する換気反応の抑制も起こりうる。自律神経系障害による胃内容停滞も起こりうる。区域麻酔を行う場合には神経障害にも注意を払っておく必要がある[7]。糖尿病患者においては、血糖値のコントロールだけでなく、呼吸循環系、消化器系、神経系の変化にも注意して全身管理を行う必要がある。

尿崩症では輸液管理とデスモプレシン投与がキー
Diabetes insipidus.

脳下垂体手術後や、頭部外傷などで中枢性尿崩症が起こる。とめどもなく出てくる尿量を前に呆然とすることがある。脱水、高ナトリウム血症、高浸透圧血症を起

こす可能性がある。デスモプレシンやバソプレシンなどの適切な投与や、水分管理が重要になる。

予想外の麻酔導入時の血行動態不安定には重大疾患が隠されていることも

Unexpected unstable hemodynamics during induction due to thyroid storm.

　予定手術であれば、術前の情報も十分にあり、最良の状態として患者の手術に向かうことができる。しかし、緊急手術となると、術前の情報も不十分であることも多い。

　緊急開腹手術で、導入時から頻脈が続き、血行動態が不安定な症例があった。発熱もしていたが、原疾患によるものと考えられていた。頻脈も感染と発熱によるものと考えられていた。発熱と高度の頻脈、血行動態の不安定から最初は悪性高熱症の疑いがもたれたが、実際には甲状腺クリーゼであった。挿管した麻酔科医が前頸部の腫脹に気付いたのがきっかけであった。

　予想外の状況が起きた時の鑑別診断には苦労することがある。悪性高熱症は、頻度は低いが鑑別診断には入れておくべきものである。その他の鑑別を要する疾患については、しっかりリストを作って頭に入れておく必要がある（**表1**）。

表1　悪性高熱症の鑑別診断

甲状腺クリーゼ
敗血症
褐色細胞腫
カルチノイド
悪性症候群 (neuroleptic malignant syndrome)
セロトニン症候群

術中の予期せぬ高度高血圧は褐色細胞腫であることもある
Pheochromocytoma diagnosed by extreme hypertension during surgery.

　比較的若い女性の腹腔鏡下子宮筋腫核出術であり、特に麻酔上の問題点は予想されていなかった。しかし、腹腔鏡手術中に収縮期血圧が200mmHgを超えるような異常な高血圧が起きた。しばらくすると血圧は低下してくるが、手術操作を開始するとまた異常な高血圧となった。時々頭痛があるという病歴だけで、血圧異常も指摘されていなかった。

　麻酔中には手術操作により血圧上昇が起こることはしばしばあるが、収縮期血圧が200mmHgを超えるような血圧上昇は通常は起こらない。この症例では、麻酔科医からのアドバイスで術後に精査が行われ、褐色細胞腫を合併していることが判明した。

異所性褐色細胞腫の麻酔管理には苦労する
Ectopic pheochromocytoma may be challenging.

　褐色細胞腫と診断され、十分な内科的治療を受けている患者では、降圧薬や昇圧薬などの準備をして臨めば、術中管理は難しいものではないことが大部分である。

　術中管理に難渋した症例の1つは、右心房に隣接した褐色細胞腫である。予定された手術は冠動脈疾患に対する人工心肺下腫瘍摘出術と褐色細胞切除術である。カニュレーションなど心臓操作により血圧は上昇、頻脈が起こる。冠動脈疾患では何としても避けたい病態である。

　肝臓の裏側に発生した褐色細胞腫の麻酔管理でも難渋した。肝臓を切開して褐色細胞腫にまで到達する必要があったが、血行動態変動も大きかった。

　印象に残っているのは、MGHのレジデントの時に担当したアラブの大富豪の膀胱に発生した褐色細胞腫である。排尿すると失神発作を起こすことから発見された。Attendingが選んだのは、全脊麻であった。全脊麻となるようにまずは脊髄くも膜下麻酔をし、その後に挿管、全身麻酔を併用するというものである。交感神経遮断はできているものの、腫瘍操作ではカテコラミンが放出されるために、やはり

血圧上昇は起きる。

　褐色細胞腫の術前管理が改善され、その周術期管理に苦労することは少なくなったが、術中の血行動態変動や、術後まで継続する低血圧などに注意する必要がある。

悪性高熱症を発症したら36時間は油断できない
Intensive care of the patients with malignant hyperthermia

　MGHは悪性高熱症のセンターであったため、多くの悪性高熱症患者が送られてきた。私もICUフェローとして、悪性高熱症発症後の術後管理に関わったことがある。術後のCK値も何万という高値であった。発熱は抑えられていたが、術後もダントロレンの投与を6時間ごとに、24時間継続した。悪性高熱症はいったん治まっても、36時間後までは発作が再発する可能性がある。筋肉の緊張度、体温、心拍数や呼吸数、呼気終末二酸化炭素濃度、動脈血液ガス分析などでフォローする必要がある。動脈血液ガス分析でもアシドーシスは存在しなかった。その際に、悪性高熱症の抑制の判断として最も重要視したのは静脈血の二酸化炭素分圧（PCO_2）であった。

悪性高熱症も診断されれば怖くない
You shouldn't be too scared when the patient is known to have malignant hyperthermia disposition.

　MGHの日帰り手術センターで抜歯術が予定されていた18歳の女性患者である（**図5**）。ブレスレット（**図6**）が気になったので確認すると、「姉が全身麻酔中に高熱を出したことがある。悪性高熱症の診断がつけられた」ということでブレスレットを着けているとのことであった。

　手術室の麻酔器を、悪性高熱症用の気化器が装着されていないもの（常に1台用意されていた）に交換した。静脈麻酔薬とフェンタニルで導入、atracurium（非脱分極性筋弛緩薬）を用いて経鼻挿管した。手術は無事に終了したが、その後に大腿の筋生検をするということであった。そちらは、大腿神経ブロックと大腿皮神経ブロックで対応した。

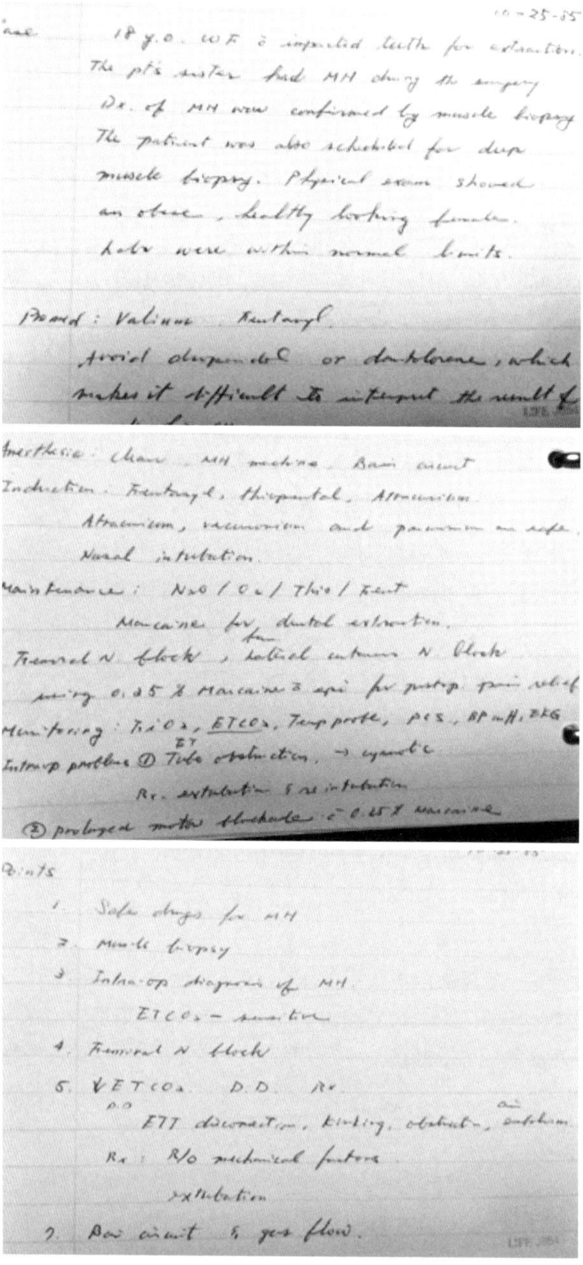

10-25-85

18 y.o. WF c̄ impacted teeth for extraction.
The pt's sister had MH during the surgery
Dx. of MH was confirmed by muscle biopsy
The patient was also scheduled for deep
muscle biopsy. Physical exam showed
an obese, healthy looking female.
Labs were within normal limits.

Proceed: Valium, Fentanyl.
Avoid droperidol or dantrolene, which
makes it difficult to interpret the result of

Anesthesia - Clean MH machine, Bain circuit
Induction: Fentanyl, thiopental, Atracurium.
Atracurium, vecuronium and pancuronium ...
Nasal intubation.
Maintenance: N2O / O2 / Thio / Fent
Marcaine for dental extraction.
Femoral N block, lateral ... N block
using 0.25% Marcaine c̄ epi for postop pain relief
Monitoring: FiO2, ETCO2, Temp probe, PCS, BP cuff, EKG
Intraop problem ① Tube obstruction → cyanotic
Rx: extubation & reintubation
② prolonged motor blockade c̄ 0.25% Marcaine

Points
1. Safe drugs for MH
2. Muscle biopsy
3. Intra-op diagnosis of MH
ETCO2 - monitor
4. Femoral N block
5. ↓ETCO2 D.D. Rx
ETT disconnection, kinking, obstruction, extubation
Rx: R/O mechanical factors
extubation
7. Bain circuit & gas flow.

図5　悪性高熱症患者の抜歯と筋生検

174

実はこの症例では、細い経鼻挿管用チューブを用いたのだが、その気管チューブが凝血塊で閉塞して、術中に気管チューブを入れ替えたという問題があった。悪性高熱症が発症すれば、まずETCO$_2$が

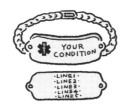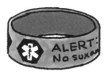

図6　悪性高熱症（素因）患者のブレスレット

上昇する。ところが、この症例ではカプノグラムが描出されなくなり、チアノーゼも出現した。凝血塊が詰まったことによる気管チューブ閉塞であった。経鼻挿管のため、細い気管チューブを使用していたことも関係した。術中に抜管、再挿管をすることになった。

　日帰り手術患者で抜歯であれば、通常は2時間もあれば退院となる。入院させるべきか迷ったが、結局は4時間ほど術後回復室で観察して退院させた。幸い、その後にも悪性高熱症は発症せず、ほっとしたものである。

アナフィラキシーはいつ起こるかわからない
Anaphylaxis can occur any time.

　体に異物が入れば、常にアナフィラキシーを起こす可能性がある。これまでに10例以上のアナフィラキシーを経験してきた。日本麻酔科学会による2012〜2016年の偶発症例調査[8]によれば、アナフィラキシーショックの発生頻度は4.41/10万症例とされている。他の文献では1万〜2万麻酔機会に1人などと報告されている。治療が遅れたり、不適切な治療では死亡することもある。米国では毎年、様々な原因物質によるアナフィラキシーにより1,500人程度が死亡していると報告されている。

　麻酔導入時は静脈麻酔薬と、アナフィラキシー発生率が高いとされる筋弛緩薬を用いるので、特に注意する必要がある。通常の麻酔導入でも血圧低下が起こるので、鑑別にも注意が必要である。麻酔導入後の低血圧に対して、エフェドリンやフェニレフリンなどの昇圧薬によっても血圧が上昇しないことや、顔面、頸部、胸部の紅潮によりアナフィラキシーの多くは診断される。抗菌薬静注でも起こりうる。麻酔

導入後に投与することが多いので、抗菌薬投与のタイミングと血圧低下、頻脈発生のタイミングから診断できることが多い。抗菌薬投与でアナフィラキシーを起こしたある症例は、翌日までアドレナリン持続静注をしないと血圧が保てなかった。開腹手術中にラテックスアレルギーを経験したこともある。ラテックス製のグラブだけでなく、パウダーにも気をつける必要がある。

　最も治療に難渋したのは、緊急冠動脈バイパス術の内胸動脈剥離中に、アルブミン投与で起きたアナフィラキシーである。気道内圧が上昇し、剥離中の肺の縮みが悪いことが第一の徴候であった。血圧も低下し、頻脈となった。体はドレープで覆われているので、皮膚の徴候などは観察がしにくかった。フェニレフリンでは血圧が上昇せず、アドレナリン静注を行った。緊急の冠動脈バイパス術で、頻脈に低血圧、しかも酸素化が悪化するという最悪の状況であった。外科医は「何とかしておいて下さい」と言って内胸動脈剥離を続けていた。幸い、内胸動脈採取が終わるまでには血行動態も落ち着き、予定通りオフポンプ冠動脈バイパス術が行われた。

　麻酔後回復室に到着してから、スガマデクスによるアナフィラキシーも経験したことがある。幸い、再挿管にもならずに対応できたが、手術室ではなく、麻酔後回復室での処置の難しさも感じた。

　心臓手術の術後にアルブミン製剤を投与して、アナフィラキシーを起こした症例もある。その症例は、私が「投与の必要がない」とアルブミン製剤投与を拒否したため、心臓外科医が術後にアルブミン製剤を投与してアナフィラキシーを起こした症例だったので、なおさらに印象深かった。

　薬物や血液製剤などの異物を投与する時には、常にアナフィラキシーを起こす可能性について考えておく必要がある。

　麻酔中であれば、人集め、原因物質（アレルゲン）の投与中止、吸入酸素濃度上昇、急速輸液、そして決め手はアドレナリン投与である。アドレナリンの初期静脈内投与量は0.2μg/kgである。循環虚脱であれば、さらに高用量（0.05〜0.3mg）を静注する。最近話題となってる新型コロナウイルス感染症ワクチン接種など静脈路がない場合のアナフィラキシーでは0.3mgを筋注する。小児では0.01mg/kgを筋注する。

　疫学や治療についての詳細は、日本麻酔科学会から2021年に出されている『アナフィラキシーに対する対応プラクティカルガイド』[9)]を参照されたい。

アナフィラキシー様反応には迅速に対応を！

Certain medications cause anaphylactoid reaction.

　Anaphylactoid reaction（アナフィラキシー様反応）は、臨床上は高度の低血圧を伴うものであり、アナフィラキシーと鑑別が難しいが、機序は免疫を介しないものとされている。ヒスタミン遊離を起こすようなモルヒネやクラーレ（d-tubocurarine、発売中止）で起こる。バンコマイシンの急速投与などでも起こる（red man syndrome）。

　図7に示す症例は、腹部大動脈瘤と左腎動脈再建術を受ける74歳の高齢女性である。モルヒネかクラーレによるanaphylactoid reactionを起こし、高度に血圧が低下した。フェニレフリンやエフェドリンには反応せず、アドレナリンを静注した。術中の推定出血量は4,000mL、晶質液12Lとアルブミン1Lの輸液を行っている。血圧は不安定で、ドパミン投与により頻脈と心室性期外収縮も出現している。術後は高血圧となり、ニトログリセリン持続静注をしている。

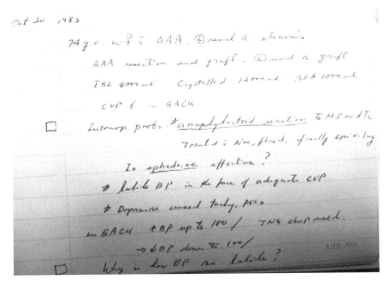

図7　74歳女性の大血管手術中のanaphylactoid reaction

元から腎動脈狭窄による高度の高血圧がある患者で起きた anaphylactoid reaction であり、血行動態管理に苦労した様子がうかがえる。この症例は、モルヒネもクラーレも急速投与や大量投与はしていないが、このような反応が起こりうることに注意する必要がある。

アナフィラキシーの初期徴候は循環器異常のことも呼吸器系の異常のこともある
Don't miss the first signs of anaphylaxis.

　私の経験で、アナフィラキシーの診断で最初に気付くことが多かったのは低血圧である。明らかな頻脈となる症例もあったが、心拍数の大きな増加を認めなかった症例もある。エフェドリンやフェニレフリンなどの昇圧薬に対する昇圧反応が認められないのが特徴的である。前胸部から頚部にかけても潮紅を同時に認めることも多い。アドレナリン静注を行うと、直ちに血圧が上昇する。

　気道内圧上昇と SpO_2 低下で気付いた症例もある。血圧も低値であった。この症例でもアドレナリンが有効であった。

プロタミン投与は慎重に
Protamine shock could be devastating.

　心臓血管手術でヘパリンを投与した場合には、プロタミンでヘパリン作用を中和する。プロタミンはサケの精巣から作られるが、問題は時に重篤となるプロタミン反応である。プロタミンを含んだインスリン（NPH インスリン）投与を受けている糖尿病患者や、魚アレルギー、精管結紮（vasectomy）後などではプロタミン反応を起こすリスクが高いとされているが、研究結果は異なっており、絶対的なリスク因子は確定されていない。

　軽度の血圧低下であれば、輸液量増加や血管収縮薬で対応できる。しかし、肺高血圧症と高度の低血圧を伴うような症例では、人工心肺を再開する必要がある。私

も人工心肺を再開せざるを得なかった症例を経験したことがある。プロタミン投与は、大動脈カニュレーションだけは残した状態で開始されることが多い。直ちに初期負荷量のプロタミンを投与し、静脈カニュレーションを進めれば、数分で人工心肺は開始できる。肺高血圧がコントロールでき、血圧が維持できるようになったら人工心肺からの離脱は可能となるが、問題はその後のプロタミン投与をどうするかである。2回目のプロタミン投与ではプロタミン反応を起こしにくいとされるが、リスクは存在する。

　プロタミン投与の際には、初回投与は少量を緩徐に投与する。持続静注を好む麻酔科医もいる。肺血管収縮が起こることから、左房からのプロタミン投与の有効性についても検討されたが、有効であるとする報告、むしろ強い反応を起こすとする報告もあり、その有効性については否定的である。

　プロタミン投与に際しては、心臓外科医、臨床工学技士（ポンプテクニシャン）などと合意の上、少量ずつ投与すること、そして、プロタミン反応が起こるかもしれないことを念頭に置いておくことが重要である。

頭蓋内圧上昇は二次的脳損傷を起こす
Increased intracranial pressure causes secondary brain injury.

　脳腫瘍や脳血腫などの占拠性病変（space occupying lesion；SOL）がある場合、脳浮腫、脳血流量増加が起きるような状況では、頭蓋内圧亢進が起こる。麻酔時には、脳血流量を増加させないようにプロポフォールやオピオイド中心の麻酔を行ったり、軽度の過換気を行ったりする。頭部からの静脈還流を妨げないように、頭位を中立位とする、頭部を上げる、低張液輸液は避ける、マンニトールやフロセミドを投与するなどの注意が払われる。術中、開頭しようとする際に硬膜が張っているという脳神経外科医からの情報があれば、過換気の程度を強めるなどの対応が必要となる。

　ICUでは、脳室あるいは脳実質マイクロトランスデューサーカテーテルを用いて頭蓋内圧測定が行われる。脳室カテーテルの場合には、頭蓋内圧測定だけでなく、脳脊髄液のサンプリングや、治療的ドレナージにも使用できる。ただし、感染のリ

スクがある。頭蓋骨ボルトから、脳実質あるいは硬膜下腔に圧測定トランスデューサーを挿入する。MGHにいた頃は、その姿を見て、まるで角が生えた鬼のようだと思ったものである。

　頭蓋内圧が上昇すると脳血流量が減少し、嫌気的代謝や静脈圧上昇、脳浮腫が進行するとさらに状況は悪化する。

術中脳動脈瘤破裂には低血圧で対処
Intraoperative rupture of cerebral aneurysm can be treated with acute hypotensive therapy.

　脳動脈瘤に対しては、定時あるいは緊急手術として脳動脈瘤クリッピングや、脳血管内治療が行われる。緊急脳動脈瘤クリッピング手術では、脳動脈瘤の再破裂の危険がある。再破裂が起きた場合には、一気に数百mlの出血量があり、血圧低下が起こるだけでなく、出血のために術野の視野が確保できない。MGHで教えられたのは、そのような場合にはニトロプルシドをボーラス静注して血圧を一時的に低下させ、動脈の処理をできるようにすることである。私も日本での緊急脳動脈瘤クリッピング術中に、再破裂に遭遇したことがある。その時は、ニトログリセリンのボーラス静注をした。

　動脈の処理ができるまで、出血による血圧低下とニトログリセリンによる血圧低下に耐えながら、とりあえずは急速輸液をして耐えるしかなかった。止血ができるまでの時間はとても長く感じられた。

　脳動脈瘤だけでなく、腹部大動脈などの大血管手術中には、常に急速な出血が起きることを想定しておく必要がある。

くも膜下出血では呼吸循環系合併症に注意
Subarachnoid hemorrhage causes various
cardiopulmonary changes.

　脳動脈瘤破裂によるくも膜下出血では、中枢神経系管理だけでなく、呼吸循環管理も重要である。

　神経原性肺水腫のために低酸素血症となることもあり、くも膜下出血の重症度にも関係する。発生頻度は28％にもなるという報告がある。意識障害に伴う誤嚥にも注意する必要がある。

　くも膜下出血の重症度が高いほど心電図変化が起こりやすい。冠動脈疾患を伴わなくても、T波の陰転化やST部分変化が広範に認められたり、トロポニン上昇が起こる場合もある。洞性徐脈や洞性頻脈、房室ブロック、心室頻拍などが起こる場合もある。左室機能の低下などが起こるし、たこつぼ心筋症も起こることがある。心筋からの局所的カテコラミン放出が関係しているともいわれている。

　くも膜下出血は、単に頭蓋内の問題ではない。循環血液量減少や低ナトリウム血症などの頻度も高い。血行動態管理の許容範囲も狭い。慎重な呼吸循環管理が必要である。

胸椎手術で胸部大動脈損傷を起こすリスクもある
Oops！

　胸椎手術は、時に側臥位で実施される。中部胸椎手術の際に、胸部大動脈損傷が起きた症例を日本で2例経験したことがある。それまで、和やかにおしゃべりなどしていた整形外科医たちが寡黙となり、緊張感が走った。「すぐに心臓外科医を呼んで！」と言って、1人が術野に手を入れて大動脈を圧迫していた。どちらの症例も小さな損傷であり、TEEで観察しても大動脈解離などは起きていなかった。また、どちらもpartial clampをかけただけで、大動脈の修復ができた。

　側臥位で行う胸椎手術での教訓である。

失明のリスクを避けよ！
Perioperative visual loss (POVL) is tragic.

　研修医時代、同僚が行った脊椎手術術後に失明した症例があった。眼内圧上昇や術中の低血圧による視神経虚血、中心動脈閉塞が疑われた。股関節全置換術で再置換術が予定されている患者の術前診察で、1回目の手術後に失明したことを知らされた。その時はなぜ、そのようなことが起こるのかは理解できなかった。虚血性視神経損傷 (ischemic optic neuropathy；ION) や、網膜動脈閉塞が原因と考えられている。その後、米国麻酔科学会 (American Society of Anesthesiologists；ASA) のclosed claims studyで、長時間手術、出血量が多く低血圧となった手術、出血に対して晶質液に比べ膠質液の投与量が少ない症例などは、高リスクであることがわかった。脊椎手術 (頻度0.03％) で頭部が心臓よりも低くなっている場合や、人工心肺を用いる心臓手術 (頻度0.086％)、高度の頭低位をとるロボット支援下手術などは高リスク手術であることがわかっている。

　稀ではあるが、重大な合併症であり、十分な対策を講じておく必要がある。

角膜損傷は頻度の高い合併症
Eye injury occurs with careless maneuver.

　角膜損傷は麻酔合併症としては軽微ではあるが、比較的頻度が高いものである。物理的な角膜損傷のほか、開眼し続けていたことによる角膜の乾燥、消毒薬のたれこみにより角膜損傷が起こりうる。まつ毛のエクステンションにより、角膜損傷が起こることもある。痛みや異物感、流涙などが起こり、光過敏性を訴えることもある。多くは24時間以内に改善する。

　適切にパッチを当てて角膜を保護することや、眼軟膏を使用するようにする。

偶発的硬膜穿刺をしたら術後の頭痛に注意
Accidental dural puncture headache is bothersome.

硬膜外麻酔を試みていて、偶発的に硬膜穿刺をしてしまうこともある。Tuohy針の内筒を抜いた時の脳脊髄液の流れ出す勢いには驚かされる。そこであわててはいけない。まず、内筒を戻し、次の方針を考える。別の椎間から穿刺することもある。手術時間によっては、そのまま0.5％ブピバカイン±オピオイドを注入して、脊髄くも膜下麻酔とするのもオプションとなる。

頻度は低いとはいえ、起こりうる合併症である。自分でしなくても、指導している研修医や専攻医が偶発的硬膜穿刺をしてしまうことがあるので、対応法について考慮しておく必要がある。患者に術前に偶発的硬膜穿刺が起こる可能性、その際の対処法、また術後硬膜穿刺後頭痛が起こる可能性についても説明しておく必要がある。

硬膜外カテーテルは術中にくも膜下腔に迷入することもある
Inadvertent intrathecal migration of epidural catheter may cause total spinal anesthesia.

全脊麻は、意識的に行ったものもあれば、術中やペインクリニックの合併症として、自分自身の症例として、あるいはほかの人が起こした症例の対応として経験したことがある。偶発的全脊麻の身近な症例（同僚の話など）には、硬膜外麻酔、術者による開胸手術中の中枢に近い部分での肋間神経ブロック、星状神経節ブロックなどがある。

私自身が経験したのは、Brigham and Women's Hospitalにおける産科麻酔ローテーションでの帝王切開の麻酔の際である。脊麻高が上がらず、attendingが手術台を頭部低位とした。なんと、そこで手術台（とても旧式の手動式のものであった）が故障して、動かなくなったのである。患者は最初は「息苦しい」と訴えていたが、そのうち口は動くけれど、発声もできない状態となった。顔面の痛覚はあったが、胸部から頚部の痛覚も全くなかった。血圧は低下し、徐脈となり、直ち

に挿管とした。幸い、児は短時間で娩出され、Apgarスコアも8点（1分）と悪くなかった。

　術中の合併症で起きたのは、麻酔科ローテーション3カ目の研修医が担当していた、硬膜外麻酔併用全身麻酔による婦人科症例であった。当時、プロポフォールが発売されて間もない頃であった。最初から血圧は低めで、心拍数も少なめであった。研修医は45分ごとに規則正しくメピバカインの硬膜外投与を行っていた。運が悪いことに、人手不足のため私は3室の指導をしていた。

　手術終了時、私が呼ばれて行くと麻酔薬を中止したにもかかわらず、全く覚醒する徴候がない。筋弛緩薬は拮抗し、四連刺激反応でも問題はなかった。瞳孔を見ると、両側とも散大していた。硬膜外カテーテルを吸引すると、脳脊髄液が引けてきた。研修医に確認すると、初回注入は吸引テストをしたが、その後の注入では吸引テストをしていなかったということであった。患者が覚醒するまで2～3時間かかった。

　最初は硬膜外カテーテルが正しい位置に入っていても、留置中にくも膜下腔や血管内に迷入する可能性を示した症例である。注入前には、必ず吸引テストを行わなければならない。

硬膜外カテーテルが血管内に迷入することもある
Intravascular migration of the epidural catheter can occur during procedure.

　硬膜外カテーテルを挿入した場合、吸引試験に加え、アドレナリン添加リドカインを試験量として投与し、カテーテルが血管内や脊髄くも膜下腔に入っていないことを確認する必要がある。米国の場合、硬膜外カテーテル挿入セットの中にアドレナリン添加リドカインが入っていたので、教科書通りに試験量を注入していた。日本では、リドカインのみの注入を行うことが多いようである。

　硬膜外カテーテル挿入中に抵抗がある場合、血管内にカテーテル先端が入っていることがある。カテーテルを大気に開放すると血液の逆流を認めることが多い。吸引試験の時に、少量の血液が引けてくることもある。その場合には少量の生理食塩

液を注入して、その後に吸引すると血液が引けてこないことがある。

　私が経験した症例は、硬膜外穿刺に苦労した症例であった。最初に血液が引けてきたが、その後にカテーテルを少し引き抜き、吸引試験をしても血液は引けてこず、生理食塩液少量を注入しても血液は引けてこなかった。教科書通り、アドレナリン添加リドカイン液を注入して1分も

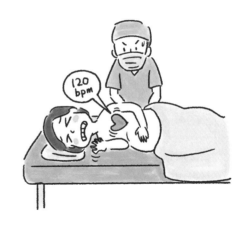

しないうちに、心電図で120bpmを超えるような頻脈となった。患者が、「何か毒を盛られたみたい」という感想を漏らしたのを覚えている。頻脈は数分で改善したが、私の心拍数増加はそれよりも長く続いていたかもしれない。

　試験量の重要性を感じた症例であった。無痛分娩ではアドレナリン添加局所麻酔薬は使用しない。アドレナリンの子宮胎盤循環への影響を避けるためでもある。また、陣痛が始まった際の頻脈と、アドレナリンによる頻脈の鑑別が難しいこともその理由とされる。

　硬膜外カテーテルは挿入時も注意が必要であるが、留置中にも血管内や脊髄くも膜下腔に迷入する可能性がある。1回1回の注入を試験量として、少量ずつ、慎重に投与する必要がある。

前脊髄動脈症候群による下肢運動麻痺は悲惨
Anterior spinal artery syndrome may occur after thoracic aortic surgery.

　脊髄の腹側3分の2は、1本の前脊髄動脈により血液が供給されている。解剖学的に最も太いものがAdamkiewicz動脈であり、T7〜L4から分岐している。胸部大動脈手術では、Adamkiewicz動脈を含む動脈からの血液供給を維持する必要がある。そのために、運動神経誘発電位によるモニタリングが行われる。

前脊髄動脈症候群による運動麻痺を起こした患者の麻酔を担当したことがある。患者は帝王切開術後に前脊髄動脈症候群になったということであった。原因は不明だが、術中に大量出血で低血圧となっていたということであった。前脊髄動脈症候群が起こると、そのレベル以下の運動麻痺と、痛み、温度覚の喪失が起こる。

　私自身が経験したのは、胸部大動脈瘤に対する外シャントを用いた手術後であった。胸部大動脈瘤の近位と遠位を外シャントでバイパスして、胸部大動脈瘤の切除と人工血管置換を行った。1時間にも満たないような遮断であったが、術後に下肢麻痺が出現した。

経尿道的膀胱腫瘍切除術中の膀胱穿孔の予防と早期診断が重要
Avoid bladder perforation by either obturator nerve block
or muscle relaxation.

　経尿道的膀胱腫瘍切除術（transurethral resection of the bladder tumor；TUR-Bt）では、膀胱穿孔が起こりうる。膀胱腫瘍を削っていく過程で、膀胱に穴を開けてしまうことがあるが、術野を覗いただけでは穿孔部位がわかりにくいことがある。TUT-Btで使用する灌流液の戻りが悪いことで気付かれることもある。脊麻で行っていると、患者が腹部の張りを訴えることがある。膀胱穿孔を早期に発見するためには、脊麻高をT10より上に上げないようにする必要がある。膀胱穿孔が起きた時に下腹部を触診すると、腹部膨満が起きているのがわかる。

　膀胱前壁や側壁の膀胱腫瘍切除の場合には、閉鎖神経が刺激され下肢が動き、そのために膀胱穿孔のきっかけとなることがある。閉鎖神経刺激による下肢の運動を抑止するためには、閉鎖神経ブロックが必要になる。全身麻酔で行う場合には、十分な筋弛緩薬投与が必要になるが、TUR-Btは比較的短時間の手術なので、術後の筋力回復のチェックはしっかりと行う必要がある。

文 献

1) 宮田茂樹, 他: 大量出血症例に対する血液製剤の適正な使用ガイドライン. 日輸血細胞治療会誌. 2019;65(1):21-92.

2) Neisser-Savae A, et al: Five-day stability of thawed plasma: solvent/detergent-treated plasma comparable with fresh-frozen plasma and plasma frozen within 24 hours. Transfusion. 2016;56(2):404-9.

3) Popovsky MA, et al: Diagnostic and pathogenetic consideration in transfusion-related acute lung injury. Transfusion. 1985;25(6):573-7.

4) 日本麻酔科学会: 日本麻酔科学会気道管理ガイドライン2014 (日本語訳)〈2015年4月28日改訂〉[https://anesth.or.jp/files/pdf/20150427-2guidelin.pdf]

5) Albright GA: Cardiac arrest following regional anesthesia with etidocaine or bupivacaine. Anesthesiology. 1979;51(4):285-7.

6) NICE-SUGAR Study Investigators; Finfer S, et al: Intensive versus conventional glucose control in critically ill patients. N Engl J Med. 2009;360(13):1283-97.

7) Williams BA, et al: Diabetes mellitus and subclinical neuropathy: a call for new paths in peripheral nerve block research. Anesthesiology. 2008;109(3):361-2.

8) Morimatsu H, et al: Incidence of accidental events during anesthesia from 2012 to 2016: survey on anesthesia-related events by the Japanese Society of Anesthesiologists. J Anesth. 2021;35(2):206-12.

9) 日本麻酔科学会: アナフィラキシーに対する対応プラクティカルガイド. [http://anesth.or.jp/files/pdf/response_practical_guide_to_anaphylaxis.pdf]

11 術前診察とインフォームドコンセント

人は見た目で判断する
You must wear properly when you see the patient.

　どの診療科の医師にとっても、インフォームドコンセント（informed consent；IC）は重要である。患者や家族から十分な情報を得るとともに、患者が自分で判断できるように必要な情報をわかりやすく伝える必要がある。人間関係、信頼関係を築くことも重要である。麻酔科医の場合には、初対面で比較的短時間のうちに、その信頼関係を築く必要がある。IC を得る麻酔科医と、麻酔実施医とが異なる場合もある。その場合、IC 担当医は、自分が得た情報が必ず麻酔実施医に伝えられることを保証しておく必要がある。

　患者とのインタビュー前に、診療録や、可能であれば主治医や担当看護師から、最大限の情報を収集しておく必要がある。その上で患者のインタビュー時には、自分はそのように情報を集めてきたが、さらに患者本人に確認したいことがあると伝えるべきである。

　そしてインタビューにあたっては、きちっとした格好で会うのがよい。私はいつも通りにネクタイを締め、しわやシミのないきれいな白衣を着るようにしていた。米国のレジデント時代は、着替える時間もなく、スクラブの上に白衣を着て患者とのインタビューをしていることがほとんどであった。スクラブや靴に血がついていて、はっとすることもあった。いつも「こんな

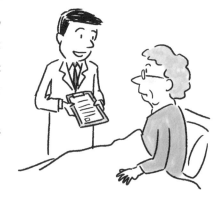

格好ですみません」と謝ってからインタビューをしていたが……。患者にしても、医師がゆっくりと落ち着いて自分の話を聞いてくれるのか、忙しい時間なのでさっさとインタビューを終えて帰りたいのかにより、受け取り方も異なる。もし、インシデントやアクシデントが起きた時に事態をうまく収拾できるかは、こういった基本的な姿勢にも影響される。格好はどうであれ、じっくりと話を聞くという姿勢を見せることは重要である。

　術前外来を開設している施設では、ゆっくりと落ち着いた環境で術前面接ができるという大きなメリットがある。

信頼関係があってこそinformed consentが成立する
Flow of informed consent (IC)

　患者とのインタビュー開始前には、まず正しい患者にインタビューしているかを確認する。次に、自分の名前と所属、ポジション、役割などを患者に伝え、何のために面接するかを伝える必要がある。患者の手術日、手術開始時間、手術術式、予定時間、術後の管理場所などについても確認する。

　診療録で知ったことをもとに、さらに周術期管理において必要な情報について質問を行う。特に気道や問診でポイントとなった点、さらに血管穿刺部位や区域麻酔の実施部位など、手技上必要な点に重点を置いて身体所見をとる。異性の診察をする場合には、看護師の同席を求めたほうがよい。

　予定されている術式に対して、実施できる麻酔法の長所や短所を説明する。また、術中だけでなく、術後鎮痛法まで含めて説明する。その患者特有の重大なリスクについても説明を行い、その中で、患者自身が最も良いと考える麻酔法や術後鎮痛法などを選択できるようにすることが重要である。説明にあたっては、麻酔や術後管理に関する説明文書を用意し、重要部分に下線を引いたり、必要事項をメモしたりしておくようにすると、あとで「言った、言わない」という議論にならなくて済む。

　患者の質問には、丁寧にわかりやすく答える。そして最後には、「何かご質問はありますか？（Do you have any questions？）」で締めくくるようにする。患者には十分に考える時間を与えることも重要である。数時間後、あるいは時間的に余裕

があれば数日後に、準備ができたところで麻酔のICフォームに署名してもらっても
よい。

　さらに、手術当日であっても、質問があれば答えるし、麻酔法の変更を望めばで
きることを伝えておく。とにかく、お互いに納得し、信頼し合えるようにすること
が重要である。

　余談だが、重症患者を担当した場合、私は手術当日の早朝にもう一度、患者やそ
の家族と面会するようにしていた。前日の診察後の状況もわかるし、新しい質問に
答えることもできる。再確認をして、最後にもう一度手術室で患者に会えば、信頼
度は高まる。

患者が最終判断ができるような情報を提供しよう
Informed consent：Informed refusal

　最終的に判断するのは患者である。いくら説明しても、医師からするとunwise
な選択をすることもある。それでも、医師は従う必要がある。無理して結論を押し
付け、もし合併症などが起これば訴訟の原因にもなる。

　経尿道的前立腺切除術では大量の灌流液を用いるため、それが血液内に入り、水
中毒（低ナトリウム血症）を起こすことがある。水中毒の初期症状は精神神経症状で
あるため、水中毒を早期発見するために、脊麻を行い、患者を覚醒した状態にして
おくことも多い。前立腺切除部分の止血は凝固だけなので、静脈圧が上がると再出
血する可能性がある。脊麻なら術後の安静も保たれるし、咳も起こりにくい。気管
挿管による全身麻酔では、抜管時の咳により静脈圧が上昇するリスクがある。

　MGHでレジデントになって2週間目、前立腺肥大がある高齢者の術前回診を
行った。全身麻酔、脊麻、硬膜外麻酔など、それぞれの長所と短所を説明した。通
常通り、患者は脊麻を選択すると思っていたが、全身麻酔を選択した。こちらも十
分に説明しているので、それを受け入れるしかないが、1年目のレジデントとして、
MGHでの一般的な麻酔法についてICを得られないことには忸怩たる思いがあっ
た。患者の希望通り全身麻酔で行うことになったが、attendingからは注意を受け
るわけでもなかった。翌日、マスクによる全身麻酔を行い、無事に手術は終了した。

もし、無理矢理に脊麻にして麻酔の効きが不十分であったり、手技に手間取ったりしたら、きっとトラブルになっていただろう。

　私たちは、「最後に決めるのは患者」と言いながらも、実際には患者を自分たちの都合のいい麻酔法に誘導していることがある。患者自身が判断できるよう十分な情報をわかりやすく提供することが重要である。

電話でのインフォームドコンセントには証人が必要である
Informed consent over the telephone.

　ICの意味合いは大きい。ICが得られなければ、治療や侵襲的手技を行うことはできない。手術の定型文書には、手術や麻酔により死亡したり、永久的脳障害を被ったりすることがあると記載されている。低侵襲の手術を受ける全身状態の良い患者でも、必ずそのリスクは説明する。動脈カテーテルや中心静脈カテーテルなどを挿入する際には、起こりうるリスクについて説明した内容についての記載を加える。前日に動脈カテーテル挿入のICを得ていなければ、翌日、attendingの指示があっても挿入することはできない。このような事情があり、レジデントによっては、時々過剰な説明をしていた。ただ、前日のICがなくても、患者が鎮静薬などの投与を受けておらず完全に覚醒していれば、動脈カテーテル挿入の必要性とリスクについて承諾したことを診療録に記載し、動脈カテーテルを挿入することができる。緊急手術でERから手術室へ直接運ばれてきたような患者でも、ストレッチャーに寄り添いながら説明をし、ICを得たことは何度もある。

　ICUでon callをしている夜に、意識障害のある患者の状態が悪化し、動脈カテーテルを挿入する必要が出てきたことがある。患者からICを得ることはできない。その時には、まずは病院交換手を呼び出し、「これから電話で家族から動脈カテーテル挿入のICを得るので、患者家族との会話を聞き、あとでカルテ記載の説明内容が正しいことの署名をしてほしい」と依頼してから、家族へ電話した。BostonからCalifornia州へのlong distance callである。日本では、なかなかここまですることはないが、ICの重要性を強く感じた事例であった。

患者には治療を拒否する権利もある
Patient refusal：Not against her will

　私がICUフェローの頃、ICUでレジデント外科チームと大揉めをしたことがある。夜になって、外科チームが突然、患者をICUに送り込んできたのである。70歳台の女性で、ベッドの上に座り「ICUなんかにいたくない」と叫んでいた。外科チームの言い分は、「心筋虚血を起こしているが、病棟では治療できないのでICUに運び込んできた」というものである。患者は「I was kidnapped. Call the police」と叫び、一切の処置を拒否している。一方、外科チームはICU on callの麻酔科レジデントに「動脈カテーテルを入れ、すぐにニトログリセリン持続静注を始めろ」と息巻いていた。患者は老人で、自分の置かれた状態が理解できていないという理由である。患者が拒否していても、それが患者の利益になるとのことであった。

　一方、「患者の承諾がなければ、一切、治療はしない」というのが私の言い分であった。「Let me handle this」と言ったものの、いくら話をしても通じない。こちらが「As long as she is in the ICU, I' m responsible for her」と言えば、外科は自分が主治医であり「This is my patient」と言って譲らない。ついに、私を支持する夜勤ICU看護師たちが私の味方について、にらみ合うという状況が続いた。結局、患者の承諾がなければ一切処置はしないが、ICUに置いておくことで合意した。そのうちに患者は寝入ってしまい、そのまま何の処置をすることもなく朝を迎えた。

　患者の権利を最優先する米国で起きた、珍しい事件であった。その外科レジデントとは、その後も和解することはなかった。一方、私を支持してくれたICU看護師に、どれだけ感謝したかわからない。

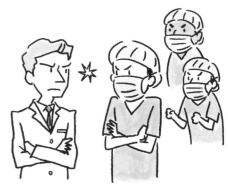

身体所見をとりながら手技の説明をせよ
Take physical examination while explaining the procedures.

　一般的な身体所見に加え、気道評価を入念に行う。全身麻酔をする場合だけでなく、脊髄幹麻酔や区域麻酔の場合にも、気道確保をしたり、全身麻酔に移行したりする場合があるので気道評価は重要である。脊髄幹麻酔をする場合には、実際に体位をとってもらい、身体所見をとりつつ、消毒、ドレープ掛け、局所麻酔、穿刺、カテーテル挿入、テープ固定などの手順を説明しておくとよい。血管穿刺部の診察も重要である。どこから穿刺するかの見極めもつく。病院の取り決めによっては、穿刺部位にマーキングをする。動脈硬化が強い患者では、四肢の脈を触れるほか、血圧測定を個々四肢のすべてで行うことも重要である。そのほか、心疾患や呼吸器疾患などの併存疾患を頭に入れながら、身体所見をとるようにする。

術前検査結果で方針が変更されるかが検査必要性を決める
Preoperative tests

　米国では、日本に比べれば術前検査の内容ははるかに少ない。術前にヘマトクリット値のみ測定といったものまである。その分、病歴と身体所見には重きが置かれる。

　術前検査では、そのcost-benefitが問題となる。検査結果の異常により、麻酔や手術方針が変更される可能性が低いのであれば、検査は行われない。病歴にも問題がなく、運動耐性も高く、身体所見に問題がないような若年者であれば、12誘導心電図も、胸部X線写真撮影も行われない。高齢者であっても、病歴に問題がなければ胸部X線写真も撮影しないことがある。高齢者では胸部X線写真に異常が認められることが多いが、その異常所見により周術期の方針が変更されることは少ないからである。

　術前検査を多くすれば、麻酔管理が安全になるというものではない。しっかりとした病歴聴取と身体所見が重んじられる。

カルテ記載のお作法
Medical record of preoperative visit

　電子カルテになって、診療録の利便性は非常に向上した。1980年代にMGHに行って最初に驚いたのは、時系列で医師、看護師、コンサルタントなどが次々と診療録に書き込んでいくことであった。最初から読み進めていけば、全体像がよくつかめる。

　診療録記載にはお作法がある。

　主訴、現病歴、既往歴(PMH；内科的、PSH；外科的、に分けて記載することもある)、アレルギー、服用薬、社会歴(喫煙歴、飲酒歴、薬物中毒など)、家族歴、review of the systems、身体所見、検査所見、そして評価と計画(A/P)である。麻酔科の術前診察でも、これらの所見を簡潔に診療録にまとめる必要がある。実際の担当麻酔科医が異なる場合でも、この術前ノートさえ読めば、患者の概要がわかり、見落としがないようにしなければならない。

　過去に麻酔を受けた経験があれば、その時の問題点について記載しておく。過去の麻酔チャートを参照して、気道確保困難、血管や脊髄幹麻酔時の穿刺困難、術中の血行動態変化や血液ガスなどの所見のほか、術後悪心・嘔吐や術後鎮痛の状況、術後合併症についてもチェックして、記載しておく必要がある。逆に見れば、自分が麻酔をした場合には、次に麻酔をする人に十分な情報を与えられる記載にしておく必要があるということである。

　身体所見では、身長、体重、栄養状態、神経学的所見など一般的なもののほか、気道関係についての記載が重要になる。区域麻酔であれば、実施部位の所見について記載しておく。検査所見も、単に書き写すだけでなく、その評価(上昇、低下、異常値としてどのように対応すべきか)を記載しておく必要がある。計画では、当日に服用すべき薬物、麻酔法や使用する特別なモニタリングなどについて記載する。どのような麻酔計画が選ばれたのか、患者の評価についてもわかりやすくしておく必要がある。英語の診療録であれば、「All questions answered. Patient agreed」などと締めくくる。

　その術前ノートを読めば誰でも状況が理解でき、麻酔科医が別の医師に変更されても内容が理解できるようにしておかなくてはならない。そのためには、評価につ

いて記載しておくことと、周術期計画をきっちりと記載しておくことが重要である。

略語を使うと誤解を招くこともある
Abbreviations

医療や日常生活で略語はよく用いられる。病名や手術手技でも、よく略語は用いられる。しかし、使用する領域によっては意味が異なることがあるので、使用には注意する。誤解を招かないようにするには、使用は控えたほうがよいが、忙しい時にはついつい使ってしまう。困るのは、辞書にこれらの言葉が載っていないことも多いことである。

以下にいくつかの例を挙げる。

BOO：bladder outlet obstruction（前立腺肥大などで起こる尿道狭窄）

EBL：estimated blood loss

ETA：estimated time of arrival

GA：general anesthesia

GETA：general endotracheal anesthesia

GSW：gun shot wound

IOU：I owe you.

OD：overdose

SOB：shortness of breath（son of a bitch という罵りの言葉の略語でもあるので注意）

略語を用いても誤解を招かないように、表記や発音で区別できるようにする工夫もされている。よくあるものでは、心電図を表す略記として ECG（イーシージー）があるが、EKG（イーケージー）と表記、発音することも多い。ECG と発音が似ているEEG（イーイージー）と混同する可能性があるからである。

当日入院による入院期間短縮とコスト削減
Same day admission

比較的安定した患者の場合には、same day admissionもよく行われる。各診療科と麻酔科が術前管理センターで診察を行い、ICを得る。外科から回ってくれると病歴などの聴取の手間が省けるが、外科医の手が空いておらず、麻酔科に最初に回されると病歴聴取から始めないといけないので面倒である。その日に検査をするので、検査所見も、心電図や胸部X線写真などの結果がないことが多い。麻酔に関連する病歴と身体所見はしっかりととり、麻酔計画について通常通り説明する。その際に、検査結果によっては、麻酔法も変更になるかもしれないことを説明しておく。

手術当日、担当麻酔科医は手術室で麻酔科術前記載を含む診療録や検査結果を確認する。そして、same day admissionの際の計画に問題がなければ、麻酔を行うことになる。患者は、手術が終了し、麻酔後回復室から退室して病室に向かい、入院ということになる。

入院日数が短くなれば病棟を有効利用して、より多くの患者の治療をすることができる。入院日数が短くなれば、医療費の削減にもなる。術前外来で診療しておくことで手術のキャンセル率も低下する。病院や保険会社のメリットが大きい。

術後診察で学べ！
See the patient postoperatively.

麻酔後には術後診察をしなければならない。これは、単に麻酔管理料を得るためではない。麻酔直後の麻酔後回復室では快適そうにしていた患者が、病棟で数時間後には術後悪心・嘔吐で苦しんだり、強い痛みを感じていたりする。そのような場合は、外科医からの指示を確認するとともに、自分ができる処置をするべきである。病棟に帰す時に少し不安があった患者が、数時間後には問題なく過ごしていることもある。そして、翌日も術後診察をする。もし、術後経過に問題があるような患者であれば、その後もフォローアップを続けるようにする。

術後診察から得ることは多い。前述のように痛みや悪心・嘔吐がひどくて、居心

地が悪い思いをすることもある。逆に、術前からの説明通りの状況で感謝されることもある。何よりも重要なのは、術中管理や術直後の管理はうまくいったと思っていても、術後数時間してから痛みが強かったり、何か合併症などの問題が起きたりしている場合である。術後に神経麻痺などが明らかになることもある。重症患者や侵襲の大きな手術を受けた患者が集中治療室に入った時も、しっかりと術後経過を追うようにするとよい。術後に起きた問題点から、自分の麻酔管理の問題点も見えてくる。自分が行う周術期管理の向上のために、術後経過をよく見ることは重要であることを認識しておく。

　麻酔科標榜医による麻酔管理と、術前・術後診察が行われた場合に麻酔管理料が請求できるようになっている理由は、麻酔科医がこのように術前も術後も患者の診療にあたるからであることを忘れてはならない。

患者の不安解消に役立つフレーズをうまく使おう
Nothing to worry about.

　術前診察に行く大きな目的は、患者の評価、そして麻酔計画の立案である。それと同時に、患者を安心させることも重要である。では、安心させるためにはどうしたらよいのだろうか。

　情報を十分に伝えることは重要である。良いことも、悪いこと（薬物の副作用や合併症）も伝える必要がある。悪いことに対しては、それを予防するためにどのようなことをするか、その早期

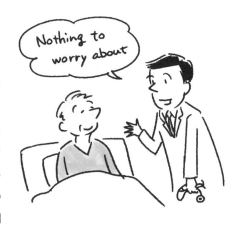

発見や治療のためにどのような準備をしているかを伝える必要がある。患者の不安を残したまま放っておいてはいけない。

　そんな時に使うのが「Nothing to worry about」あるいは「Nothing to be afraid of」「You are in good hands」といった言葉である。また、患者に手術直後

にかける言葉が「Operation is all over. Everything went well」といったもので
ある。患者に「よかった」という安心感を、まずは与える必要がある。

脳死臓器移植は多くの人を救う
Consent for organ donor

　ICUフェローをしていた頃、患者家族に臓器移植のドナーとなるかの意向を聞い
てくるように指示されたことがある。それまで臓器移植の経験もない私にできるの
かと、おおいに戸惑った。患者は10代の若者であり、モーターバイクの交通事故に
よる脳死であった。モーターバイクは若者が重大事故を起こすことがしばしばあり
"motorcycle"ではなく、(臓器の)"donorcycle"と呼ばれていた。

　まず両親に来てもらい、患者の状態について説明した。救命できる可能性はない
こと、脳死であろうこと、脳以外の臓器は十分に機能しており、臓器移植ができる
可能性があることを説明した。両親は涙ながらではあるが、臓器移植のドナーとな
ることを直ちに認めてくれた。「息子の死が誰かの役に立つのであれば、ぜひ、臓器
移植をしてほしい」ということであった。日本では、とてもあのようにスムーズに
いかなかったのではないかと思う。私にとっては、実に貴重な経験となった。

　その後に移植チームから家族への説明が行われた。

　次の驚きは、ICUにおける患者管理がまったく変わったことである。それまで、
頭蓋内圧をコントロールするために様々な治療が行われていたが、腎臓機能を保つ
ために輸液量は増加され、臓器障害を起こしうる薬物は中止された。ドナーの体は
臓器を活かすためのコンテナに変わったのだと思った。

　両親の思いが通じ、息子の心臓や肝臓、腎臓などが死を待つしかない多くの人を
救えたことは、医療者にとっても慰めとなる。

12 モニタリング

術中モニタリングは麻酔の安全性を向上させるが、
安全を保証するものではない
Monitoring itself does not guarantee safety.

　日本においては、日本麻酔科学会により「安全な麻酔のためのモニター指針」が
1993年に策定された。1980年代には、Harvard大学や米国麻酔科学会（American
Society of Anesthesiologists；ASA）から麻酔の標準モニタリングの指針が出さ
れている。その背景には、多くの医療事故（当時は低酸素血症や低換気など呼吸器
関連の事故が最も多かった）は、適切なモニタリングをしていれば防止できたであ
ろうというclosed claims studyなどの解析結果があった。
　これらのモニタリングガイドラインや標準に含まれるモニタリングは、モニタリ
ング機器の進歩や、安全管理に関わる知見の蓄積により改訂されてきた。「安全な麻
酔のためのモニター指針」が出された頃は、パルスオキシメータやカプノメータで
さえ十分に使われてはいなかった。脳波など中枢神経系モニタリングは日本ではほ
とんど行われていなかった。こうした標準的モニタリングを使用することで、麻酔
の安全性は高まると考えられている。ただし、モニタリングは異常が起きたり、異
常が起きそうな状況の早期診断に役立ち、早期介入を可能にはするが、異常発見の
予知という点では、十分な機能を果たしていない。モニタリングは危機的状況を予
防するという点でも不十分である。そのために、ASAの「困難気道への対応ガイド
ライン」や、日本麻酔科学会、日本輸血・細胞治療学会の「危機的出血への対応ガイ
ドライン」などが策定されてきた。
　モニタリングを使用していることだけで、患者の安全が担保されているわけでは
ない。Vigilantな麻酔科医が、モニター機器からの情報や、外科医、看護師などか

らの情報、検査結果などを総合的に判断することが安全性の確保には重要である。

モニター機器からの情報の統合と総合的判断が大切
Anesthesiologist is surrounded by various monitors.

　麻酔科医は多くのモニター機器に囲まれ、常にそこから得られるデータの解釈をし、迅速な行動をとることが求められている。モニター機器からの情報には「安全な麻酔のためのモニター指針」に含まれるような患者から抽出される生体情報のほか、中央配管やタンクから供給されるガス圧や人工呼吸器の作動状況などの機器情報もある。重要なのは、これらのモニター機器から得られる情報を統合して判断する能力である。モニター機器から得られる情報の意義だけでなく、データの限界についても理解しておく必要がある。

モニター機器からの情報はリアルタイムとは限らない
Digital display may not reflect real time parameters.

　モニター機器は生体情報を電気的な信号に変え、デジタル化して値を表示する。心電図、カプノグラム、経皮的動脈血酸素飽和度 (SpO₂)、BIS™値などはリアルタイムな情報として捉えられることが多い。しかし、カプノグラムを得るためには、サイドストリーム型であれば麻酔科回路内のガスをモニター機器に引き込み、分析するのに時間がかかる。SpO₂ も、測定部位により変化速度が異なっている。BIS も脳波を処理する時間がかかる。動脈カテーテルを挿入して測定する直接的動脈圧で示される血圧も、あるタイムフレーム内の最高圧を収縮期血圧、最も低い圧を拡張期血圧として表示する。1拍の収縮期血圧と拡張期血圧を示しているわけではない。デジタル表示の頻繁な変更は視認性を低くするので、デジタル表示もタイムフレーム内での測定値となる。特に呼吸性変動が強い場合には、中心静脈圧波形や動脈圧波形をよく観察し、呼吸との関係を考えて判断する必要がある。肺動脈カテーテルによって測定される連続心拍出量 (CCO) にしても、過去の数分間のデータから得

られたものであり、リアルタイムで変化する混合静脈血酸素飽和度 ($S\bar{v}O_2$) よりも変化のスピードは遅くなる。ディスプレー上のデジタル表示はほぼリアルタイムと考えてよいが、クリティカルな状況では、注意してデータを解釈する必要がある。

日本人の発明したパルスオキシメータが 酸素化悪化の早期発見を可能にした

The pulse oximeter freed the anesthesiologist from the nightmare of hypoxemia.

　麻酔科医にとって、パルスオキシメータは偉大な発明であった。パルスオキシメータは青柳卓雄先生の発明であり、1980年代後半に世界各国で作成された麻酔時の標準モニタリングとなった。その後、集中治療、病棟、外来でも広く用いられるようになった。

　研修医時代は、外科の怖い先生から執刀した途端に「血が黒い！」と言われ、あわてて酸素濃度を上げたり、動脈血採血をしたり、指導医を呼んだりしたものである。パルスオキシメータができてからは、そういうこともなくなった。私がMGHにいた1985年、手術中に換気不良のため低酸素血症で若くて健康な患者の心停止が起きた。それを機に、翌週には当時40室以上もあった手術室すべてにパルスオキシメータが備えられた。その後、手術中に用いるべき最低限のモニタリング (minimum monitoring) として、MGHを含むHarvard大学医学部附属病院では、血圧計、心電図、体温計と筋弛緩モニターなどに加え、パルスオキシメータとカプノグラフィが採用された。同様のスタンダードはASAを含む諸外国でも、日本麻酔科学会でも採用されている。

　パルスオキシメータの素晴らしいところは、その非侵襲性と連続性、正確

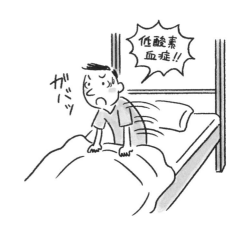

性にある。私たちはパルスオキシメータの登場以来、低酸素血症の見逃しという nightmare から解放された。

非侵襲性、持続性、高精度、易操作性がパルスオキシメータをモニタリングの優等生にした
Beauty of pulse oximeter

パルスオキシメータの素晴らしさは、非侵襲的に、しかも持続的に動脈血酸素飽和度 (SaO_2) を推定できることである。酸素化が悪化し、非常に危険なレベルにまで低下する前に、その危険を知り、対処を行うことができる。後述のパルスオキシメータの限界のところで述べるが、高度の低血圧などでは、パルスオキシメータはその拍動性成分を検出できなくなる。逆に、パルスオキシメータからのデータを得られないことから、低血圧ではないかという推測ができることもある。

その精度も高く、SaO_2 との差は±3％程度といわれている。しかし、非常に低値の場合にはその信頼性は落ちる。それは、パルスオキシメータの較正曲線がヒトのデータから得られたものであり、生命に危険があるような低酸素血症のレベルまでのデータを取得していないからである。

パルスオキシメータの限界を知って、上手に使いこなそう
Limitations of pulse oximeter

パルスオキシメータの精度はかなり高いが、測定にはいくつかの限界がある。

1. 拍動成分の検出

パルスオキシメータはプレスチモグラムにより拍動成分を検出する必要がある。しかし、末梢の低灌流が起きた場合には、脈波の検出が難しくなり、SpO_2 が求められないことがある。もう1つは、静脈の拍動成分が大きい場合、動脈の拍動と誤って検出される場合がある。人工透析のための動静脈シャントがある場合、その末梢

で測定すると、誤った測定値を得る場合がある。指先が冷えて血管が強く収縮している場合にも、拍動性成分を検出できないことがある。

2. 異常ヘモグロビンの存在

　SpO$_2$を求める場合、酸素ヘモグロビンと脱酸素ヘモグロビンという2種類のヘモグロビンが存在する、という仮定の上で計算が行われる。しかし、血液中には、一酸化炭素ヘモグロビン(HbCO)やメトヘモグロビン(MetCO)などの異常ヘモグロビンが存在する。これらのヘモグロビンは、赤外光や赤外線に対して異なる吸光度を持っているために、パルスオキシメータで得られるSpO$_2$はSaO$_2$とは異なる値となる。
　これは、以下の式からわかるであろう。

$$SpO_2 = HbO_2 ／ (Hb + HbO_2)$$
$$SaO_2 = HbO_2 ／ (Hb + HbO_2 + MetHb + COHb)$$

　喫煙者ではHbCOの濃度が上昇している。屋内での火災などで一酸化炭素を吸引した場合にも、高濃度のHbCOが存在する。ヘビースモーカーでは、HbCOはヘモグロビン全体の10％にもなる。パルスオキシメータで測定されるSpO$_2$と、COオキシメータで測定されるSaO$_2$は異なることは理解しておく必要がある。

3. 異常な色素の存在

　パルスオキシメータは動脈内の赤血球だけでなく、血漿成分の色も検出している。インドシアニングリーンやメチレンブルーなどの色素を注入した場合、一時的にSpO$_2$は低値を示す。また、濃い色のマニキュアをしている場合には、光が透過せずにSpO$_2$が測定できないことがある。

4. 振動や外部の光などによる影響

　プローブをつけた指の振動では、信号をうまく拾えない場合がある。また、外から強い光が当たっている場合も、吸光に影響を及ぼして、誤ったデータとなる場合がある。このような問題は、マシモ社製のパルスオキシメータではかなり解決され

ている。

5. 測定部位による差

プローブは手の指だけでなく、足の指、耳たぶ、額、鼻梁などにつけられることがある。それぞれの部位で反応時間が異なることも知っておきたい。

6. 酸素効率低下の発見

パルスオキシメータの最大の役目は、異常な低酸素血症の早期発見である。生命に危険な低酸素血症が起こる前に対応することにより、危機的な状況を防げることが多い。SpO_2が100%であったものが、97%にでも低下すれば、SpO_2低下の原因についての検索を行うであろう。血液酸素含量から考えても危険なレベルではないこうしたデータの変化を捉えられることは、素晴らしいことである。

しかし、高濃度酸素を投与している場合の酸素効率の悪化の発見において、パルスオキシメータはそれほど有用ではない。50%酸素を投与していれば、理想的には動脈血酸素分圧(PaO_2)は300Torr程度になる。SpO_2は当然100%となっている。しかし、酸素効率が悪化し、PaO_2が200Torrでも、150TorrでもSpO_2は100%を示すであろう。つまり、酸素効率の悪化についての情報は、与えてくれないということである。

カプノグラムは呼吸と循環の窓
Capnogram tells about not only ventilation but circulation.

カプノメータは、パルスオキシメータと並んで呼吸器系のトラブルの発見に役立つ強力なモニターである。どちらも非侵襲的、連続的モニターであり、呼吸器系（換気）だけではなく、循環器系の情報もある程度与えてくれる。ディスプレーの画面上に、正常な形の心電図、パルスオキシメータのSpO_2の脈波、そして正しい形のカプノグラムが出ていれば、それほど危機的な状況は起きていないと考えてよい。カプノグラムや呼気終末二酸化炭素分圧($ETCO_2$)が変化した場合には、呼吸・循環系に何か変化が起きたと考えてよい。

呼吸の役割が酸素化と二酸化炭素の排泄であることから考えても、パルスオキシメータとカプノメータは絶好のペアである。動脈血二酸化炭素はもちろん正常範囲内にあるのがよい。カプノグラフィを参考に人工呼吸のコントロールをある程度行うことができる。

　カプノグラムの効用はいくつもあるが、最大のものは、換気が行われているかの診断である。麻酔事故において、食道挿管は重大な原因である。肥満した患者では呼吸音が聞こえにくかったり、小児では食道挿管した際の胃にガスが入る音を呼吸音と聞き誤ったりすることもある。食道挿管の診断において、カプノグラムは非常に有用である。気管挿管をした際に、正常の台形のカプノグラムが観察されれば、気管チューブはまず気管内に入っている。これは、胸の動きの観察や、呼吸音聴取や、SpO_2低下などに比べてもはるかに鋭敏な指標である。カプノグラムが観察されれば、換気されていることの証拠となる。声門上器具を挿入した時に、カプノグラムの正しい形が観察できれば、声門上器具がほぼ正しい位置に入っているといえる。

　二酸化炭素が蓄積しても、よほどのことがない限り命には大きな危険はない。軽度の二酸化炭素の蓄積では交感神経系が緊張し、血圧上昇や心拍数増加が起こる。心室性不整脈が出る場合もある。しかし、急性呼吸促迫症候群（acute respiratory distress syndrome；ARDS）における肺保護戦略の１つとして、二酸化炭素許容換気（permissive hypercapnia）がある。

　低二酸化炭素症では、血管収縮が起こる可能性がある。頭蓋内圧亢進症患者では、過換気にすることで、脳血管を収縮し、頭蓋内血液量を減少させることにより頭蓋内圧を低下させることができる。ただし、$PaCO_2$が20Torr未満となるような高度の過換気では、高度の脳血管収縮のため脳虚血が起こる可能性がある。もやもや病患者では軽度の過換気でも脳血管が収縮して、脳虚血を起こす可能性がある。異型狭心症がある患者では、過換気により冠動脈攣縮を起こす可能性がある。

　$ETCO_2$だけでなく、カプノグラムの形にも注意する必要がある。気道閉塞のパターン（囚）も知っておく必要がある。本来はプラトーとなるべき第二相が右上がりとなれば、気管支痙攣が示唆される。自発呼吸が出現すれば、プラトー部分にディップが観察される。

　カプノグラフィが有用なのは、全身麻酔の場合だけではない。脊麻や硬膜外麻酔の際の呼吸数や呼吸リズムの診断にも有用である。

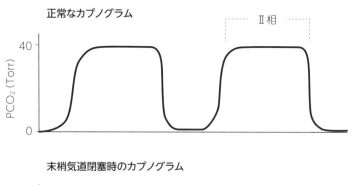

正常なカプノグラム

Ⅱ相

PCO₂ (Torr)

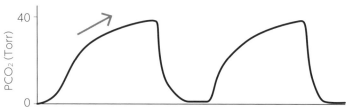

末梢気道閉塞時のカプノグラム

PCO₂ (Torr)

図　気道閉塞のカプノグラム

　呼吸を抑制する薬物を使用する麻酔においては、胸郭の動き、胸部と腹部の動きの同調性、気管タグや肋間陥没など気道閉塞の徴候、皮膚や粘膜、血液の色の観察、リザーバーバッグの動きなど五感を利用した評価に加え、気道内圧、SpO_2、カプノグラムなどモニターの観察は極めて重要である。

どの血圧測定値を信じるか？
Blood pressure does not agree with real pressure.
Which to believe ?

　血圧カフを用いて手動や自動で測定した血圧と、動脈カテーテルで測定した動脈圧の値が一致しない場合がしばしばある。そんな時、どちらの値を信じればよいのだろうか。

外来や病棟での血圧をリファレンス（基準の値）にするのであれば、自動血圧計での測定がより参考になるということになる。しかし、動脈カテーテルを挿入して観血的血圧測定を行っている場合、基本的にはその測定値を参考に麻酔管理をしている。なぜ、観血的測定と非観血的測定に差が出るのかを考える必要がある。

　観血的測定では「圧」を測定している。圧測定チューブの中に空気が入っていたり、圧測定チューブが長かったりする場合には、共振や減衰の影響により、測定値が正確ではなくなる。一方、非観血的測定の場合、自動血圧計ではオシレーション法が用いられている。最も振幅が大きいところを平均血圧とする。

　収縮期血圧や、拡張期血圧は演算で求められる。聴診による場合は、コロトコフ音が聞こえ始めたところを収縮期血圧とし、音が小さくなるところを拡張期血圧とする。平均血圧は簡易式＝（収縮期血圧＋拡張期血圧×2）/3で求めるしかない。非観血的血圧測定では、圧のほかに、音や振動を作り出すための流量、エネルギーも関係してくる。そのために、観血的測定値と非観血的測定値に差が生じることになる。

　臓器灌流を考えれば、平均血圧を一番の目安として、治療を考えるべきであろう。

血圧は測定部位で異なる
Blood pressure is not the same in the body.

　病棟での血圧は、坐位でカフを上腕の心臓の高さに巻いて測定する。重力の関係で脳の血圧はより低いはずであるし、下肢の血圧はより高いはずである。しかし、麻酔中は仰臥位であれば、頭部も下肢も血圧に大きな差はないはずである。もし、肩手術のようにパークベンチ体位や、坐位での手術の場合、上腕で測定した場合の血圧が低めの場合、脳は危険な低血圧に陥っている可能性がある。

　動脈カテーテル挿入部位によっても血圧は変わってくる。中枢から末梢にいくほど収縮期血圧は高く、拡張期血圧は低くなる。

心電図で心筋虚血を正しく判断するには
診断用モードを使用せよ

Wrong use of ECG may be misleading.

周術期の心筋虚血早期診断のキーは心電
図である。非侵襲的であり、連続的である、
誰にでも使用できる、というメリットは大
きい。経食道心エコー法（transesopha-
geal echocardiography；TEE）による局
所壁運動異常を連続的なモニターとして使
用することは難しいし、すべての患者で使
用できるわけではない。

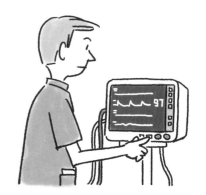

心電図による心筋虚血診断をするために
は、いくつかの条件がある。

①診断用モードを用いること
②キャリブレーションを行うこと
③複数リードを用いること
④STトレンドモニターを活用すること

などである。診断用モードにしておかないと、使用される周波数領域が限られる
ために、正しい波形が得られない。ノイズを除去するためのフィルターの使用に
よって心電図波形は見やすくなるが、波形に歪みが出てしまうからである。1mV＝
10mmのキャリブレーションがされていないと、ST部分の変化の大きさの判断が
できない。少なくともII誘導と、V_3〜V_5の胸部誘導の2誘導を用いるべきである。
誘導の数が多いほうが、診断の精度は上昇するが、それでも100％の精度とはなら
ないことにも注意が必要である。STトレンドは有用であるが、うまく使用されてい
ないのが現状である。

循環血液量の推定は難しい
Evolution of circulating blood volume estimation methods

　私が研修医になった1980年代に、循環血液量が不足しているか否かの判断は、血圧の低下や心拍数の上昇、尿量の減少といったことで判断をするのが一般的であった。動脈カテーテルが入っている場合に、呼吸性変動の大きさ（見た目、定性的評価）も参考にしていた。しかし、出血量が多い手術などでは、詳細に循環血液量を推定するために中心静脈圧を測定していた。1970年代から1980年代にかけては、心機能が悪い場合や心臓手術では肺動脈カテーテルを挿入し、肺動脈圧や肺毛細管楔状圧を測定し、それらの圧と1回拍出量の関係から循環血液量不足を推定することがスタンダードであった。圧測定だけでは循環血液量の評価はできないということも明らかになり、TEEによる左室断面積の観察など、心腔内の容積変化などが前負荷、循環血液量推定の方法とされるようになった。しかし、侵襲的モニタリングによる合併症の発生や、予後の改善がない（むしろ悪化する）といったことから、比較的低侵襲で循環血液量を評価するようになってきた。

　それが、動脈圧波形の解析から得られるstroke volume variation（SVV）やpulse pressure variation（PPV）であり、現在、広く用いられるようになってきている。循環に関する指標の評価も、輸液負荷などを行い、前負荷を変化させた場合の1回拍出量の変化を見るというように、インターベンションを加えた場合の値の変動をダイナミックに捉えるようになってきた。

　今後もより低侵襲で、信頼度の高いモニターが開発されることが期待される。

Black boxだった中枢神経系の機能に迫る
中枢神経系モニタリングの発達
The skull protects the brain from trauma and makes monitoring difficult.

　呼吸・循環系モニタリングの発達に比べ、中枢神経系モニタリングの発達は遅れていた。それは、頭蓋や脊椎という脳や脊髄を守る強固な障壁の存在による。脳虚

血や、麻酔の脳波への影響の研究の歴史は古いが、脳波モニタリングは頚動脈手術など一部の手術で行われているだけであった。BISなど処理脳波の登場で、臨床的モニタリングとしての位置が確立した。しかし、BISは脳表面の電気活動を測定しているだけであり、深部の脳虚血などの情報を与えてくれるわけではない。体性感覚誘発電位や運動誘発電位、視覚誘発電位、聴覚誘発電位といったモニタリングにより、神経伝導系の評価も可能になってきた。近赤外線分光法の開発や頚静脈酸素飽和度測定などにより、脳の酸素化についての情報も得られるようになってきた。

　だが、治療介入すべきパラメータや、"異常"が認められた場合の介入法についてのスタンダードはまだ確立されていない。中枢神経系の持つ高次機能を守るにはどうしたらよいか、というのは大きな課題である。

　今後、さらに中枢神経系モニタリングがさらに発展することが望まれる。

脊髄ドレナージにはリスクを伴う
Risks of spinal drainage

　胸部大動脈瘤手術やステント留置では、脊髄ドレナージ（spinal drainage）を挿入することが多い。脳脊髄圧のモニタリングにも用いられるし、脳脊髄圧が10mmHgを超えないように髄液のドレナージとして治療的にも用いられる。

　血腫形成、神経傷害などの合併症も起こしうる。術中の扱いにも注意する必要がある。脳脊髄圧測定もできるし、胸部大動脈遮断時に圧上昇が著しければ、脳脊髄液を除去することにより圧を低下させ、脊髄循環を維持することができる。ただし、ドレナージバッグの位置が脊髄に比べて低すぎると、脳脊髄圧が高度に低下する結果、くも膜下出血を起こす可能性がある。

　合併症発生率は1％程度と報告されているが、扱いには十分に注意する必要がある。

13 薬物投与

麻酔準備は計画的に、そして余裕をもって
Get ready in time.

　何事においても準備は大切である。準備が万全であれば、その後のこともスムーズにいくはずである。そのためには、麻酔計画をしっかりと立て、様々なシナリオを考えておくことが重要である。

　準備をする時には、その器具や薬物を用いるのと同じ順序で、シナリオを想定しながら準備するようにする。何をするべきかがわかっていないと、準備もできないということになる。そうすることにより、準備の漏れがなくなる。また、自分が担当する患者を想定しながら準備をすることで、その症例に合った準備も可能になる。準備をしながらイメージトレーニングをしておくことは、本番でも大いに役立つはずである。

　また、準備をするのに十分な時間的余裕を見ておくことも重要である。

薬物投与に際しては薬力学と薬物動態学を考慮せよ
Principles of drug administration

　麻酔は薬物により作られる、意識や、神経系や内分泌系などの調節系、臓器機能の抑制である。以下のことを理解した上で、初めて適切な薬物投与が可能になる。

① 薬物そのものの特徴 (pharmacokinetics)

　作用、作用機序、投与法、効果発現時間、効果持続時間、薬物相互作用などについて理解しておく必要がある。

②患者の反応 (pharmacodynamics)

　その薬物に対して、患者がどのように反応するかについての理解が必要である。

③術式

　手術の流れについての知識が必要である。臓器切除や、臓器への血流遮断や血流再開、出血量が増加する時期など手術の進行を理解し、その前に準備をしておくことが重要である。

　その効果発現部位における薬物濃度（分圧）の調整が必要である。target-controlled infusionは、（血中）濃度や効果部位濃度を目標として薬物投与量をコントロールする方式である。しかし、ここで得られるのは、血中濃度の推定値にすぎない。ドパミンに関する研究で、体重に対して同じだけの投与を行っても、血中濃度には10倍以上の個人差があることが報告されている[1]。血中濃度ではなく、効果部位濃度となると、さらに推定の幅が広がる。患者の反応、モニタリングなどをよく観察しながら、薬物投与量を調整する必要がある。

　吸入麻酔薬の場合には、呼気中濃度を測定できるという利点がある。しかし、吸入麻酔薬の場合、吸入濃度を上昇させても、肺胞濃度（分圧）、さらに効果部位濃度（分圧）が上昇するまでには10分以上の時間がかかる。したがって、強い外科的刺激が起こると予測される場合には、10分以上も前から吸入濃度を上昇させる必要がある。

　血行動態変動の治療に用いる昇圧薬、強心薬、血管拡張薬の静注や持続静注でも、あらかじめ投与を開始したり、増量・減量をしたりしておく必要がある。麻酔で使用する心血管作動薬は、いずれも即効性、短時間作用性である。しかし、それでも効果発現まで数分の時間がかかるし、最大効果が得られるまではさらに時間がかかる。投与を中止しても、直ちに作用がなくなるわけではない。

　常に先読みして薬物投与を行う必要がある。

薬物誤投与は起きると考えておくべきものである

Drug errors may kill the patients.

　麻酔中には多くの薬物を使用する。まったく逆の作用を持つ薬物もある。薬物の
スワッピングを含む薬物誤投与は、麻酔中のインシデントとしても多いものである。
　例えば、よく行われる硬膜外併用全身麻酔を考えてみよう。硬膜外麻酔には局所
麻酔薬として1%リドカイン、テストドースとして2%リドカインとアドレナリン、
術中維持には0.75%ロピバカイン、術後鎮痛にはモルヒネと0.2%ロピバカインを
使用したとする。全身麻酔の導入と維持にはプロポフォール、ガスは酸素と空気の
混合、筋弛緩薬にはロクロニウム、筋弛緩薬の拮抗にはスガマデクスを使用すると
する。これだけで10種類の薬物を使用していることになる。さらに、これらの薬物
のうちには反復投与したり、投与速度を調節したりするものも含まれている。そう
すると、単純な症例でも、20回程度の薬物投与機会があると考えてよい。年間200
例でこのような麻酔をしたとしても、4,000回の薬物投与機会があることになる。
4,000回連続して失敗なくできる自信がある人は少ないであろうし、何らかの誤り
はするはずである。幸い、ほとんどの場合には、投与量を少し誤った、投与のタイ
ミングがやや不適切であったという程度で、重大な事故には発展していない。しか
し、日本全国の麻酔科管理症例数は年間150万件程度あるので、ときに重大なミス
が起こり、患者に害を与えている。それが、自分である可能性も決して低いとはい
えない。
　麻酔関連偶発症例調査1999～2003年[2]では、以下のようなことが明らかに
なっている。

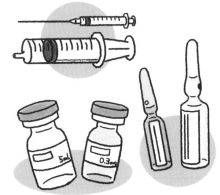

- ① 「麻酔管理」に起因する心停止の
44.7%は薬剤投与が直接の原因で
あり、薬剤投与に起因する心停止
発生率は0.19/1万症例である。
- ② 「麻酔管理」に起因する死因として
は、不適切な気道管理（38.%）に
ついで薬剤投与が第2位を占める
（21.2%）。

③心停止の原因となった薬剤投与の内訳は、薬物過量・選択不適切 (52.0%)、高位脊髄くも膜下麻酔 (29.6%)、主麻酔薬過量投与 (14.3%)、局所麻酔薬中毒 (3.1%)、アンプル・注射器の間違い (1.0%)。アンプル・注射器の間違いに起因する全偶発症の88.2%はASA-PS 1～2の患者で発生し、薬物過量・選択不適切、主麻酔薬過量投与は軽症群における死因にもなっている。

④誤った投与経路としては、持続硬膜外チューブと静脈ルートの混同が多いようである。硬膜外腔への静脈麻酔薬や、昇圧薬、筋弛緩拮抗薬の投与が報告されている。これは、小口径コネクタの導入で、なくなることが期待される。

　米国麻酔科学会 (ASA) も、薬物誤投与の重大性を指摘している。ASA Closed Claims (裁判となり結審したり、示談となったりした症例) の5,803症例のうち、薬物誤投与に起因する者は205例 (4%) であった。この比率は1980年代、1990年代とも同様である。その結果は重大なものである。

誤薬防止には組織的対応に加え、個人の習慣と判断力が必要
To avoid drug administration errors

　私は研修医時代に、筋弛緩薬の拮抗薬と誤って筋弛緩薬を投与したことがあるし、昼食交代中に指導医が同様の誤りをしたことがある。残っていた筋弛緩薬の量と、筋弛緩の拮抗に用いる薬物の量が同じだったのが大きな原因であった。また、抗生物質 (パンスポリン®) とニカルジピン (ペルジピン®) を誤って使用したことがある。人から抗生物質として渡されて投与したが、注入の途中で誤りに気がついた。どちらの溶液も薄い黄色をしていることからきた誤りと考えられる。これは、人の麻酔交代に入って起きたことだが、昇圧薬の濃度の記載が誤っていたために、過量投与となったものである。

　薬物誤投与はいくつかのものに分類して考えることができる。

①薬物の投与し忘れ (omission)

　投与を忘れることはなくとも、投与が遅れることはあるだろう。筋弛緩薬の追加投与が遅れて、術中に体動やバッキングが起こったといった経験を持つ人は多いだ

ろう。

②反復（repetition）

麻酔記録への記載忘れなどで起こりやすい。

③他の薬物の使用、スワッピング（substitution）

意図しない薬物の投与。私の前述のような例がそれにあたる。

④薬物投与タイミングの誤り（insertion）

その時に与えるべきではない薬物を投与することである。人工心肺停止前にプロタミンを投与して血液が凝集した例が報告されている。

⑤薬物投与量の誤り（incorrect dose）

薬物投与量の誤りである。**217頁**（☞「単位までつけて薬物投与の指示をしよう」参照）で、「モルヒネ1ミリを投与」と言って、モルヒネが「1mg」ではなく「1mL」、つまり「10mg」投与された例を紹介した。

⑥誤った投与ルート（incorrect route）

筋注すべきところを静注したり、麻酔関連偶発症例調査のように硬膜外腔に静注薬を投与したりしたような例がある。

組織的な対応も重要である。手術室や病棟を含めた薬物濃度の統一、紛らわしい名前の薬物の排除、カラーコーディングなどが考えられる。しかし、何といっても重要なのはダブルチェック、トリプルチェックである。別に複数の人間がチェックを行わなくてもよい。自分自身が準備、投与、投与後に確認することでもよい。薬物準備の時に確認する、薬物シリンジを手に取った時に確認する、薬物を注入する直前に確認するといった手順を踏む必要がある。

薬物誤投与の報告や、自分自身の体験から、薬物投与においてはいくつかの工夫をしている。

①薬物の並べ方に規則性を持つこと

心臓手術などでは、静脈麻酔薬と筋弛緩薬のシリンジを左側、昇圧薬や血管拡張薬などの血管作動薬を右側に配置し、ヘパリンなどは横向きに配置している。

私はこれをフルコース料理のテーブルセッティングと呼んでいる。順序として、先に使用するものは外側から内側へ並べたり、心血管作動薬など特別な時に投与したりする薬物はデザート用のスプーンのように上に並べる方法である。

②薬品名、濃度など正しく、わかりやすくラベルをつけること

③自分自身だけでなく、食事や休憩中の交代者にもわかりやすくしておく必要がある

　誰が見てもわかりやすいように記載することが必要である。出来合いのラベルを利用してもよい。交代時には、薬物について置いてある位置、濃度、前の投与時期と次の投与時期、投与量などについて、2名で確認を行うようにするハンドオーバーも重要である。

　シリンジもプランジャーのところにも印をつけておくと、投与する際の再確認にもなる。

④シリンジの針の色を変えること

　麻酔薬や筋弛緩薬は黒針、心血管作動薬はブルー針、その他の薬物はピンク針などと色を変えることによって、薬物の見分けがつきやすくなるほか、シリンジと針のスワッピングを起こしにくくなる。

⑤シリンジへのマーク

　特に注意すべき薬物はカラーテープを貼ったり、プランジャーに文字を書いたりして、見分けがつきやすくなるようにしている。例えば、昇圧薬は赤、降圧薬にはブルーのテープを貼っている。

　このような注意を払っても、薬物の投与間違いは起こりうる。薬物のシリンジを手に取る前に確認し、手に取ってラベルを再確認し、さらに投与途中や投与後に再確認をする、という習慣をつけておくべきである。仮に誤った薬物を投与しても、その後の処置によっては大きな問題を起こさないで済む。

　薬物のカラーコーディングや、コンピュータによるチェックなども導入されているが、それでも薬物誤投与はなくならないと報告されている[3]。

薬物カラーコードを使用しても安全管理は完璧ではない
Color coding doesn't guarantee free of drug errors.

　信号で"青は渡れ（本当は進んでもよいという意味）、黄色は注意（本当は横断中止・終了、停止線で止まれの意味）、赤は止まれ"というのは日本全国、そして多く

の国で共通のことである。もちろん、例外もある。私の住んでいたBostonは信号無視など当たり前という"Boston driver"がたくさんいたので、yellow lightは"red lightになる前に渡れ"ということでgo fasterであり、green lightは"急スピードで走ってくる車があるかもしれない"のでbe carefulといわれていた。

薬物のラベルもカラーコードされている。揮発性麻酔薬なら黄色はセボフルラン、青はデスフルランとすぐに見分けがつく。だが、カラーコードされていることの危険もある。カラーコードされているから、そこに記載されている薬物名を見ないで投与してしまう危険がある。筋弛緩薬には、国際規格で赤色のラベルがついている。これは、ベクロニウムとロクロニウムも同様である。したがって、赤いラベルを目安に薬物を投与すると、誤りを犯してしまう可能性がある。

危険な例として、酸素や亜酸化窒素、二酸化炭素などのガスがある。酸素ボンベは黒、亜酸化窒素ボンベはブルーとグレーの組み合わせ、二酸化炭素ボンベは緑色である。JIS規格による色の表示である。ところが、麻酔器を見れば、酸素はロタメータもガスホースも緑色、亜酸化窒素は青色、空気は黄色である。この色の違いのために、酸素を投与するつもりで二酸化炭素を投与したという事例も存在している。米国であれば、酸素はボンベも、ホースも、ロタメータもすべて緑色であるため、このような問題は起きなかったはずである。

色を見ただけで判断せず、必ず表示を確認するという習慣をつけておく必要がある。

カラーコードは物を区別するには有用であるが、完璧なシステムはない。それは、薬物投与では、単に誤った薬物を使用するのを防ぐというだけでなく、正しいタイミングで、適切な量を投与する必要があるからである[4]。

単位までつけて薬物投与の指示をしよう
Be precise！

薬物投与をする場合には、薬物名と単位までいっしょになって初めて意味を持つ。単に「薬物AをBミリ投与して下さい」といった指示は誤りを生む。「ミリ」は「mg」を意味するのか、「mL」を意味するのかについて明確にしておかなければなら

ない。「マイクロ」も同様である。「μg/
kg」かもしれないし、「μg」かもしれな
いし、「μg/kg/min」かもしれない。当
然、薬物の調整した濃度も関係してく
る。薬物オーダーに関しては、数字だけ
ではなく、単位も加わって初めて意味
を持つということを認識しておく必要
がある。

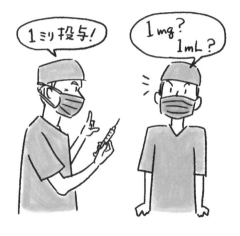

　麻酔指導医が「硬膜外腔にモルヒネを
1ミリ投与して」と指示したところ、本
来意図した「1mg」ではなく、レジデントが「1mL」つまり「10mg」を投与した例が
ある。このような誤りが起こるにはいくつかの要因がある。

①硬膜外腔に投与するモルヒネのおおよその量を知らなかったこと（知識）
　1〜2mg投与ということはあっても、10mg投与するということはない。
②麻酔指導医が1mgと明確に指示しなかったこと（指示）
③レジデントが麻酔指導医の指示に対して「1mgですか？」あるいは「1mLです
　か？」と質問したり、「モルヒネ1mgを投与します」あるいは「モルヒネ1mLを投
　与します」と復唱したりしなかったこと（確認）

　いずれかができていれば、実際にはこのようなことは起こらなかったはずであ
る。知識の問題と、指示や復唱（確認）といった習慣上の問題が関係している。
　この症例は幸い、手術終了前に麻酔指導医が麻薬を金庫に戻す際にモルヒネの残
液がなく、硬膜外腔に1mgではなく10mg投与されたことを知ったため、大事に
は至らなかった。もし、モルヒネが過量投与になっていることに気付かずに患者を
病棟に返していたら、夜中に呼吸停止が起き、それに気付かなかったという可能性
もある。もし、これが即効性の薬物であれば、直ちに重大な影響が出た可能性もあ
る。

患者ではなく自分の治療をする！？
Do not treat yourself.

　少し麻酔に慣れてきた人の麻酔を見ると、やたら多くの薬物を用いて、複雑に管理をしていることがある。薬の使い方を覚え、いろいろと試してみたくなる時期でもあろう。

　こんな例があった。腎機能はいいが尿量が少ない患者で、ヒト心房性ナトリウム利尿ペプチド（human atrial natriuretic peptide；hANP）の投与を始めたが、まだ尿量が十分に増えない。血圧もやや低めなので急速輸液負荷をしたが、まだ尿量が増えない。さらにhANPを増量したが、尿量の増加は芳しくなく、ノルアドレナリン持続静注を開始、血圧はやや上昇してきた。

　この症例は、まずは循環血液量不足があり、そこにhANPを投与したために血圧が低下した。尿量が少ないからとhANPを増量したために血管拡張が起こり、血圧が低下して尿量が増加しなかったというものである。hANPを中止するとともに、輸液で前負荷を十分に増加させることにより血圧も上昇し、ノルアドレナリンからも離脱、尿量も増加した。hANPの利尿作用にばかり目が行き、本質を忘れたための管理ミスである。心臓麻酔をはじめ、いろいろな心血管作動薬を使い慣れてくると、このようなミスをすることが多い。

　患者の本来持つ力を最大限に発揮できるようにし、それを必要に応じて薬物でコントロールすることが重要である。私たちは患者を治療するのであって、自分の管理で起きたこと、自分自身の治療をするのではないことを肝に銘じておかなければならない。

オピオイドは善か悪か？
Is opioid friend or foe?

　オピオイドは疼痛治療の切り札である。日本においてオピオイド使用は周術期と、がん性疼痛治療が主たるものであったが、慢性非がん性疼痛に対しても使用されるようになり、以前に比べればオピオイド処方数は増加してきている。治療に必

須と考えられてきたオピオイドも、最近は悪者扱いされることがある。欧米においてはopioid crisisといわれるように、医療用オピオイドの他、非合法的オピオイド使用により、多くの人命が失われている。周術期におけるオピオイド使用が、術後の長期間にわたるオピオイド服用に繋がり、opioid crisisに繋がっているという考え方から、周術期におけるオピオイド投与量を減少させよう (opioid-sparing)、術中のオピオイド投与をなくそう (opioid-free anesthesia) という麻酔法について検討が進められている。区域麻酔の積極的活用、非ステロイド性抗炎症薬の使用、アセトアミノフェンの使用、リドカイン持続静注、デクスメデトミジン持続静注などが行われている[5, 6]。だが、オピオイド投与によって得られる鎮痛に勝るものはなく、オピオイド投与量を減少させることによるポリファーマシーのような薬物投与では、むしろ副作用が出現する可能性もある。

　最良の鎮痛法は何かという模索は続く。

文 献

1） MacGregor DA, et al：Pharmacokinetics of dopamine in healthy male subjects. Anesthesiology. 2000；92(2)：338-46.

2） 入田和男，他：「麻酔関連偶発症例調査2002」および「麻酔関連偶発症例調査1999-2002」について：総論―（社）日本麻酔科学会安全委員会偶発症例調査専門部会報告. 麻酔. 2004；53(3)：320-35.

3） Nanji KC, et al：Evaluation of perioperative medication errors and adverse drug events. Anesthesiology. 2016；124(1)：25-34.

4） Samost-Williams A, et al：A systems theoretic process analysis of the medication use process in the operating room . Anesthesiology. 2020；133(2)：332-41.

5） Beloeil H, et al：Balanced opioid-free anesthesia with dexmedetomidine versus balanced anesthesia with remifentanil for major or intermediate noncardiac surgery. Anesthesiology. 2021；134(4)：541-51.

6） Shanthanna H, et al：Perioperative opioid administration. Anesthesiology. 2021；134：645-59.

14 手技

手技の習得には正しい方法を学び、それを反復することが重要
How to master the skills

　周術期管理において知識、判断、そして手技は重要な3本の柱である。その状況に即した知識と、適切な判断、それを実施するための手技が必要になってくる。専門医試験においても、筆記試験で知識を評価し、口頭試験で判断力を評価し、実地試験で技術を評価するようになっている。ただし、これら3つはそれぞれに関係するものである。逆に言えば、十分な知識や判断力がなければ、技術は生きてこないということになる。

　正しい技術を学び、それを繰り返し行うことによって技術は習得できる。1例1例、技術を正確に行うようにすること、失敗したらその反省点を生かすことが重要であり、よい事例を見て学ぶことが大切である。人に手技を見てもらい、悪いところを指摘してもらえる環境は重要である。自分ひとりでも安心して手技ができるようになるまで、何十例も実施する必要がある。

そっとやさしく
Be gentle.

　麻酔手技のうち、強い力が必要なものはない。タイミングと力の入れ方や方向が問題である。もし、麻酔中に力が要るようなことがあれば、自分の手技に問題があると考えたほうがよい。そう思って90％以上は正しいであろう。

　やさしく手技を行うことも重要である。乱暴な、雑な手技と感じられないように

しなければならない。gentleの逆はroughである。「He／She is rough」と言われるようなら、よくよく反省する必要がある。

　見ている人、指導している人に指摘してもらうとよい。見ている人が、自分もあんな風に麻酔ができたら、自分が患者だったらあんな風に麻酔をしてもらえたら、と感じるような手技でなければならない。見ている人が安心して見ていられるように手技を行うことは重要である。

初心者との交代のタイミングは
患者、外科医の状態と自分の実力を考慮して決めよ
Have some idea when to take over

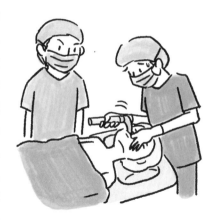

　いつ、ものを諦めるかの判断は難しい。研修医に点滴や、動脈カテーテル挿入、硬膜外麻酔を指導している時に、いったいいつ交代するかを判断するのは難しい。あまり早く交代すると、教えられる側からすると「取り上げられた」という印象となる。一方、あまり粘りすぎると、かえって、やっている人を晒し者にするような感じとなり、その人の信用を失わせることになる。次第に手技が雑になってくる時もあり、危険なこともある。また、外科医たちを待たせることにより、あなた自身の信用もなくなってしまうということもある。

　私自身が考慮するポイントは以下のようなものである。

①患者の状態：全身状態が不安定ならば、急ぐ必要がある。患者が強い苦痛を感じていたり、精神的にいらだったりしていれば、早めの交代が望まれる。
②手術開始予定時刻までの時間的余裕：仮に自分が交代したとして、時間的に間に合うかを考慮する。

③外科医の心理状態：時間的余裕がある場合でも、外科医が急いでいたり、いら
　だっていたりするようなら早めに交代する。

④手技の容易さ：自分が交代したら、どれくらいの時間で成功するかの推定も必
　要である。点滴など、どこの静脈を自分用に残しておくかを考える。動脈カ
　テーテルなら、動脈（時に対側）を触れておく。硬膜外麻酔なら、X線写真や触
　診、やっている人の進行具合などから手技の容易さの見当をつけておく。

　このようなことを考慮しながら、交代時期を判断する。交代して成功した後も、
時間的な余裕があれば、できるだけ研修医に手伝わせ、「参加した」という感覚を
持ってもらうことも重要である。

　また、手技に時間がかかった場合は、患者に事情を説明したり、謝ったりするほ
か、手伝ってくれた看護師にもよくお礼を言うことが大切である。もちろん、外科
医にも一声かけてフォローしておくことが、今後のために重要である。

　自分自身がやってうまくいかない時、いつ助けを求めるか、術者を交代するかを
判断することも重要である。

触る前に判断しよう
You must know how you do it before you touch the patient.

　脊椎穿刺にしろ、動脈カテーテルや中心静脈カテーテル挿入にしろ、穿刺前には
穿刺部を決定する前に、皮膚やランドマークを触れる。私が勧めているのは、まず
穿刺部を目で探すことである。超音波ガイド下で行う手技でいえば、プレスキャン
のようなものを自分の肉眼で行うことである。動脈は、静脈は、椎間はここにある
はずである、と目で探すのである。そのためには、その周囲の構造物に注意を払わ
なければならない。動脈や静脈の拍動も見えるであろう。ここだという場所を見つ
けてから、実際に指で触れ、穿刺を行う。エコー法で確認してもよい。

　こういった訓練を重ねていくと、実際に触れなくても、穿刺部や針の走行が見え
たり、感じられたりするようになる。こうした能力は、自分が指導する立場になっ
た時には非常に役に立つ。実際に触らなくても、「もう少し内側を穿刺」「もう少し

頭側を穿刺」といった指示ができるようになる。

超音波機器は透視の目を与えてくれるが、肉眼での観察も重要
Superman's eyes

　私たちには透視の目が必要である。脊髄くも膜下麻酔や硬膜外麻酔をする時には、脊椎の姿が見えるようでありたい。術前のX線写真やCTなどを頭の隅に置きながら、まず背中を見る。おぼろげな脊椎の輪郭が見えてきたら、繊細なセンサーである指先で、おぼろげな輪郭を確かめるように背中に触れる。動脈カテーテルを挿入する場合も同様である。動脈のわずかな拍動を目で見る。そして指で触れ、その走行を確認する。カテーテルを挿入する時には、その走行を心の中で「見ながら」行う。中心静脈カテーテルの挿入も同様である。

　私たちはスーパーマンのような透視の目を持つ必要がある。ゴルファーがパットを打つ時の、芝のラインを読む目といってもよい。1つの目標に向かって、目や指を最大限に駆使しながら手技を行うと上達も早いだろう。そうなれば、たまたま当たったり、入ったりするのではなく、確信を持って穿刺することができる。

　超音波ガイド下の神経ブロックや中心静脈カテーテル挿入などは、こうした「透視の目」による技に相当するだろう。誰もが透視の目を持てることになる。たとえ超音波で組織を抽出できるとしても、肉眼で見ること、繊細な手応えを感じることの重要性は強調しておきたい。

試験量には意味がある
Test dose is valuable.

　硬膜外麻酔を行う時、欧米の教科書ではアドレナリン含有リドカインをテストドースとして注入することを推奨している。それは、テストドースを注入することにより、カテーテル先がくも膜下腔に入っていないことや、静脈内に入っていないことを確認できるからである。カテーテル先が静脈内に入っていれば、アドレナリンの作用によ

り1分以内に心拍数が増加する。カテーテル先がくも膜下腔に入っていれば、直ちに下肢が温かくなったり、しびれたりといった脊髄くも膜下麻酔の徴候が現れる。しかし、日本では、あまりこういったテストドースはポピュラーではない気がする。多くの場合は生理食塩液を注入し、スムーズに注入できれば、それでよしとしているようである。もちろん、無痛分娩ではアドレナリン添加をする必要はないし、しないほうがよいと推奨されている。

　持続硬膜外麻酔を行う場合、私たちは1回1回にテストドースを入れるような心構えを持てとトレーニングを受けた。したがって、まず吸引をして血液や脳脊髄液が吸引されないのを確認してから、1回の局所麻酔薬の注入量を3mL以内に留めて注入している。

　研修医が硬膜外麻酔併用全身麻酔をしていたところ、全脊髄くも膜下麻酔となったことがある。この時、最初のテストドースでは問題なかったが、手術の途中でカテーテルがくも膜下腔に迷入したようである。研修医が時間を決めて、律儀に5mLの局所麻酔薬を注入していた。その間、血圧は常に低め、心拍数は60bpm程度で一定になっていた。

　テストドースの意義について、よく理解しておく必要がある。

局所麻酔を十分にして、患者に与える痛みを最小限にせよ
You feel pinch.

　私たちにとっては局所麻酔は当たり前のことであるが、患者に痛みを与えることに変わりはない。MGHのレジデントの時に、「局所麻酔をするので少し痛いですよ」と言ったら、文句を言われたことがある。痛みをとるのが仕事なのに、痛みをまず与えるのは理に反するというわけである。まさにその通りである。術前からリドカインテープなどを張っておかない限り、いくら25ゲージ針を用いて局所麻酔をしても痛いことに変わりはない。同じような状況は、プロポフォールを静注した時にも起こる。まず患者に血管痛が起こることを詫びながら、麻酔を始めることになる。

　静脈カテーテルや動脈カテーテルの挿入、脊髄くも膜下麻酔や硬膜外麻酔などで

は、まず局所麻酔を行う。患者にできるだけ痛みを感じさせないような局所麻酔の技術の習得は重要である。局所麻酔が不十分であると、患者に苦痛を与えるだけでなく、患者との信頼関係も揺るがす可能性がある。痛みにより、血圧上昇や心拍数増加などの血行動態変化や、心筋虚血を起こしたりする可能性もある。

　局所麻酔のためには、まずできるだけ細い針を用いる必要がある。そして、皮膚から皮下にかけて十分な局所麻酔薬を浸潤する必要がある。下手な人だと、皮下に局所麻酔薬を浸潤しすぎてしまい、肝心の血管が見えにくくなってしまうことがある。

　静脈麻酔の場合、血管の走行に対して平行に軽く皮膚にtensionをかける。皮内疹は血管の直上に作るようにする。静脈カテーテルは、同じように皮膚にtensionをかけながら、局所麻酔薬注入に用いたのと同じ針穴から穿刺する。動脈カテーテルの場合は、皮膚、皮下に局所麻酔をした後、さらに動脈の左右の側面にも局所麻酔薬を浸潤するようにしている。局所麻酔の針で動脈を穿刺するのを恐れて不十分な局所麻酔をすると、患者を痛がらせることになる。

正しい技術はよい姿勢から生まれる
Be photogenic.

　挿管にしろ、静脈穿刺にしろ、硬膜外麻酔にしろ、姿勢は重要である。スポーツに型があるように麻酔にも型がある。見ている人が「あぁ、上手」と感じるような、自然で、すっきりとした姿勢をとりたい。いかにも苦労しているような無理な姿勢は、とらないようにしないといけない。

　背筋を伸ばすことは、基本姿勢である。背筋を伸ばすことにより、患者だけでなく、モニターや手術室全体の動きも見えるようになる。術野だけを見ていると、全体像がつかめずに失敗しやすい。また、手術室全体の雰囲気も感じ取ることができる。

　マスク換気をする時には、自分の体重を利用する。患者の下顎に指をかけ、"水上スキーをするように"力をかけて頭部を後屈させる（私自身は水上スキーをしたことはないので想像だが）。力をかける方向も重要である。

実際に自分が手技をしているところを、写真やビデオで撮影してみるとよい。すぐにフォームの欠点がわかるだろうと思う。解剖や理論を学ぶことは大切であるが、手技においては「形から入る」ことも重要である。

針先がずれないように
Hold it still.

　麻酔で行う手技は、針やカテーテルなど数mm以内での保持が重要である。静脈カテーテルにしろ、動脈カテーテルにしろ、せっかく穿刺に成功しても、保持が不十分であると針先がずれてしまい、カテーテルが血管内に進まない。硬膜外穿刺であれば、硬膜穿刺をしてしまう可能性がある。内頚静脈穿刺においても、せっかく本穿刺に成功しても、針の先端位置がずれれば、ワイヤーが進まない。無理やり手技を行うと、胸腔内へカテーテルを挿入してしまう危険もある。

　針先をずらさないようにするためには、自分自身の工夫もいる。針を保持する手を患者の体のどこかに固定する必要がある。

患者の協力を得ることが大切である
Curl like an angry cat

　MGHでレジデントをしている頃、血管手術患者は手術室に隣接したinduction roomで、静脈路確保、動脈カテーテル挿入、硬膜外カテーテル挿入などを行っていた。その時に、看護師は介助にはついてくれない。静脈路の固定も、動脈カテーテルの固定も自分自身でしなければならない。固定するまで、カテーテルが安定しているように工夫する必要がある。

　硬膜外カテーテルも、ひとりで体位をとるところから始めなければならない。日本だと、エビのように背中を丸めてなどというが、そのような表現は通用しない。一番よく使われるのは、curl your backだったり、curl your back like a fetusである。別の表現だと、curl like an angry catである。米国の漫画で、猫が怒った

時にとる姿勢を思い出してほしい。

　MGHでは、肺動脈カテーテルも意識下で挿入していた。実際に術前回診の際に体位をとってもらいながら、手技の説明をしていた。区域麻酔も同様である。

　最も懇切丁寧に説明するのは、意識下挿管である。なぜ、意識下挿管をする必要性があるのか、鎮静はどのように行うのか（あるいは行わないのか）、表面麻酔を含めてどのように口咽頭や鼻腔、気管内に麻酔をするのか、気管チューブが気管内に入るとどうなるのかを説明する必要がある。こういった説明を理解できない患者では、意識下挿管は難しい。

　麻酔手技の中には、患者の協力を必要とするものが多くある。患者の協力を得るためには、まず術前回診の際に実際に体位をとってもらって説明することが重要である、いわば予行演習である。本番でも、わかりやすいように明確に指示をすることが大切である。

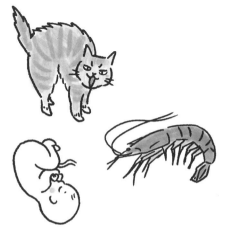

15 手術室の管理

手術室のフロアマネジャーは
四方八方への気配りと迅速な判断を求められる
Role of floor manager

　MGHのスタッフになれば、フロアマネジャー (floor manager) となることがある。MGHの場合、いくつもの建物がつながり、その中に手術室がある。私がいた1980年代は手術室が40室と外来手術室であったが、現在は80〜90室があるという。スタッフに聞いても、正確な数を答えてくれる人がいないくらい多くの手術室がある。年間の手術件数も5万件を超える。

　手術室はWhite、Gray、Jacksonビルディングなどにわかれている。 それぞれのビルディングにある手術室のうち10室程度を管理する部門ごとのフロアマネジャーと、全体を束ねるフロアマネジャー (general floor manager) がいる。心臓外科の手術室3室は、心臓外科チームが管理する。各部門のフロアマネジャーは日替わりのことが多いが、全体をまとめ上げるgeneral floor managerは、当時はDr. Battitと決まっていた。General floor managerであれば、朝にはICUから空床数の報告を受け、すべてのビルディングのICU入室患者の調整を行う。スタッフの欠席や遅刻があれば、その調整も行う。日中は空き手術室が出れば、手術のon call listから患者を選び、空いた手術室で実施するように手配する。それぞれの部門のフロアマネジャーとの緊密な連絡も欠かせない。麻酔科医、看護師、外科医、集中治療医などの総とりまとめ役である。

　各部門のフロアマネジャーは、10室程度の手術室の管理をすればよい。フロアマネジャーの日は、病院受付で10ページくらいの手術スケジュールを受け取り、自分の担当部門の手術室のスケジュールを把握する。それぞれの担当麻酔科医の把握

や、昼食交代、翌日の術前回診の交代などのスケジュール管理も必要になる。夕方になれば、残っている手術への対応をどうするか、general floor manager と相談

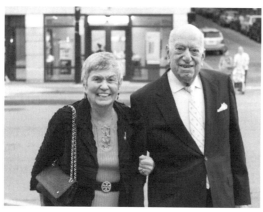

Dr. George Battitと奥様

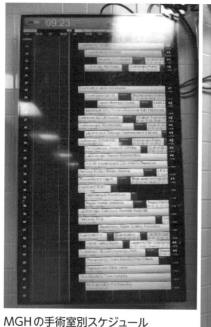
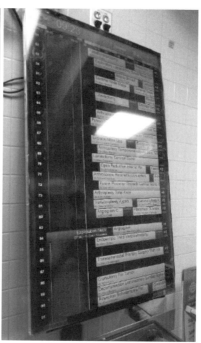

MGHの手術室別スケジュール
手術室の番号が91まで振られている。
途中、いくつか抜けている番号もある。

して手配する必要がある。金曜日に手術が早く終われば、さっさと帰宅する麻酔科医も決めることができる。

　臨床的な能力に加え、手術室の管理能力や、スタッフとの協調性が求められる。日本においても、フロアマネジャー（施設によってはライターなどと呼ばれる）が手術室運営においてはたす役割は大きい。全体を見渡すバランス感覚、調整能力、コミュニケーション能力が求められる。

「何とかします！」は信頼の証
I can manage.

　フロアマネジャーなどをして、ようやくmanageの意味が理解できた。日本語では「管理する」などと訳され、マネジャーと言えば、なんとなく偉い人という感じがする。

　しかしmanageは、「大変な状況にあるのを、何とかしてうまく処理する」という意味である。定時手術がいくつも進行しているところへ、緊急手術も申し込まれてどうしようか、などというときに「Can you manage ？」と問われたら、「Of course, I can manage」とか「Sure」などと胸を張って応えたいものである。そして「I count on you」と言われれば、信頼関係成立である。

手術室の運営は病院全体に関係する
Be aware of the central role of operating rooms in the hospital.

　手術部は中央部門であるが、他の中央部門よりも多くの部門に密接に関係する。手術室の運営には、麻酔科、看護部、各診療科が関係する。外科系診療科だけでなく、内シャント作成であれば腎臓内科、修正型無痙攣電気療法（modified electro convulsive therapy；mECT）では精神科、骨髄移植であれば血液内科、複雑な内視鏡治療であれば消化器内科などが関係する。術前には術前外来やオペ出しをする病棟、救急部が関係するし、術後には病棟のほか、集中治療室（ICU）やハイケア

ユニット（HCU）が関係する。術中には放射線撮影のため放射線部が、血液検査のためには検査部が、迅速病理診断のためには病理部が関係する。経カテーテル的大動脈弁置換術（transcatheter aortic valve implantation；TAVI）などのハイブリッド手術では、放射線部や臨床工学技士室も関係する。臨床工学技士室は、人工心肺など特殊な医療機器の操作や、その他の医療機器の保守点検も行う。輸血部は定時、緊急手術を問わず、常に重要な役割をはたしている。薬剤部は、麻酔科が用いる薬物だけでなく、抗菌薬やその他の各種薬物の管理においてきわめて重要な役割をはたしている。清掃や物品納入のための委託業者の出入りも多い。

　手術室を管理するということは、病院全体の管理にも関わってくる。効率性だけでなく、安全性の追求も重要である。フロアマネジャーは、病院全体に対する責任もあることをよく自覚しなければならない。

フロアマネジャーは手術室のボランチであれ！
Floor manager is a helper.

　フロアマネジャーは手術室全体の運営だけでなく、個々の手術患者についても把握している必要がある。朝の術前カンファレンスでは、予定手術患者の問題点を把握するようにする。Attendingは、1室あるいは2室の管理にあたり、自分の受け持ち患者について責任を持つが、フロアマネジャーは、全手術患者に注意を払う必要がある。フロアマネジャーは手術室のボランチのような存在である。ボランチはポルトガル語で「ハンドル」を意味する言葉である。フロアマネジャーは手術室の各患者の様子まで把握して、手術室の舵取りをする。手術室を巡回し、直接患者を診たり、attendingやレジデントと話をしたり、看護師と話をしたりして、手術の進行状況を把握しておく必要がある。導入や気道管理などで手間取っていれば、手伝いもする。大出血や心停止などが起きた場合には、すぐに駆けつけて手伝ったり、必要であればコマンダーとして機能したりする。

　常に手術室における最新情報を入手し、先手を打って対応することが重要である。

16　コミュニケーション

Hearingとlistening力の不足はreadingとwritingで補え
Writing and reading vs. speaking and hearing.

　語彙の豊富さはその人の努力にもよるが、日本人は概して文法能力が高く、読み書きの能力は高い。これは、日本の英語教育や受験勉強の成果であろう。一朝一夕に身に付くものではないので、評価すべき点である。一方、米国に来た外国人は、話したり、聴いたりする能力はあるが、読み書きの能力は低いことがある。しかし、英語を聴いて理解する能力や、しゃべる能力となると、日本人は劣っていると言わざるを得ない。生の英語に触れる機会がないことが、1つの理由であろう。もっと重大な理由は、文法などをよく知っているために、間違った英語を使ってはならないというプライドが、かえって邪魔をしていることではないかと思っている。

　MGHのレジデントになって数カ月目、「このカルテは、君が書いたのか？」とattendingに確認されたことがある。内容が間違っていたのかと、どきっとしたが、次に「完璧だ」と褒められたので、どうもそうではないらしい。どうやら、私の話す能力と比べて、カルテの記載が正確な英語だったので驚いたというところらしい。

　日本で受けた英語教育は、中学、高校、大学の授業のみであったが、文法などに関してはかなりハイレベルに達することができると思う。問題は、聴いたり、話したりする能力である。私はMGHに留学するまでは、前年の米国麻酔科学会（American Society of Anesthesiologists；ASA）に参加し、MGHでスタッフと面接をしたりした1週間弱のみが海外での経験であった。1980年代は今のように2カ国語放送があったわけではない。NHKのラジオ講座やFEN〔Far East Network（米軍極東放送網。現AFN；American Forces Network、米国軍放送網）〕を聞くのが、普段の学習機会であったが、忙しい研修生活の中では、その短時

間の英語学習も難しかった。

　英語ができるようになったら留学したいという話をよく聞く。私たちは、学校教育だけでも8年くらいの英語教育を受けており、十分に英語能力は高いのである。聴いたり、話したりする能力は、米国や英国などに行ってしまったほうがよほど身に付く。朝、テレビをつければ英語が出てきて、仕事場に行けば英語の会話しかない。日本で1年かかるようなことは、数カ月で学ぶことができるはずである。

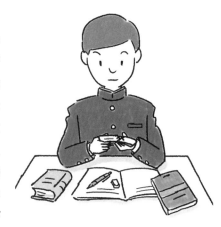

英語を褒められたら、英語が下手な証拠
You speak good English.

　もし、外国人に英語を褒められたら、まだまだ英語が下手であることを意味する。日本語がペラペラの外国人タレントは多くいるが、誰も「日本語がお上手ですね」とは言わない。英語は褒められなくなって、ようやく本物である。

褒められて育つ、褒めて育てる
People grow when they are praised.

　日本が叱って育てる文化ならば、米国は褒めて育てる文化である気がする。Encouragement (**37頁**) のところでも述べたように、長所を伸ばす文化とも言えよう。

　私がMGHでレジデントを始めた頃、多くの人に「どうしてそんなに英語が上手なんだ」と褒められた。学校教育で英語の勉強をしたことがあるだけで、学生留学などをしたこともない。そんなに英語が上手なはずもないと思いはするが、皆が英

語を褒めてくれるので、人ともよく会話をした。麻酔の術前診察や術後診察、麻酔実施を含め、患者には英語で説明して、英語について何か言われたこともなかった。

ところが、留学して2年目のこと、「去年はお前の英語はよくわからなかった」と言われ、「あぁ、やっぱり」と思ったものである。3年目になり、「去年も、お前の英語はよくわからなかった」と言われ、またしても「あぁ、やっぱり」と思った。その頃から、英語のちょっとした言い回しや、発音などで指導される機会も増えた。6年目に日本に帰ることにした時に「アメリカ人なのに、日本に帰るってどういう意味？」と言われ、ようやく一人前になったという気がした。

もし、最初の頃に、英語のことをさんざん注意されていたら、きっとしゃべる気もなく、英語も上達しなかっただろう。

褒めて喜ばれれば、褒めた人もうれしい
If you are complimented, take it honestly and rejoice.

日本人は褒められる機会が少ないので、どうも褒められ下手のようである。せっかく褒めても「そんなことはありません」はまだしも、「いじめないで下さい」と皮肉にとられることもある。ほめ殺しのようにとられてしまうこともある。

褒められた時は、喜んで褒められるべきである。褒められたことを励みに前に進むようにしよう。それは、褒めてくれた人に対する感謝にもつながり、よりよい人間関係へと結びつく。

郷に入っては郷に従え
Do as the Romans do.

麻酔の仕方も、使用する薬物も、施設により大なり小なり差がある。これといった標準的な麻酔法が確立されていない以上、それは仕方がないことである。ローテーションなどで別の施設に行った場合は、まずはそこの施設のやり方に従ってみるのがいい。郷に入っては郷に従え、である。麻酔管理は単に術中の管理ではない。

1人の患者の入院から退院までの中のごく一部分である。麻酔法も目の前にあるものとしてではなく、そういった大きな流れの中でどのような位置にあるのか、どのような役割を果たしているのかをとらえなければならない。Contextの中でも、ものをとらえることは重要である。

　したがって、その施設のことをよく知らないのに、批判がましい口調で「前にいた施設では……」などと言わないほうがよい。その施設のやり方に慣れ、その時に前の施設のやり方がよいと思えば、おだやかに提案をすべきである。その基本となるのは、自分自身がしっかりとしているということである。現在の状況を良くしようという気持ちが大切である。

　私が順天堂大学医学部麻酔科学・ペインクリニック講座の主任教授をしていた頃、新しく来たスタッフが、「できるだけ早く慣れるようにします」と言うことが多かった。そんな時は、「慣れることも大切。でも、新しくて、いいものをたくさん持ち込んで下さい」と答えるようにしていた。

　多くの施設から人が集まる利点は、このように新しい文化が持ち込まれ、新陳代謝が進むことである。多様性を認めるという考えを根底に持たなければならない。

感謝の言葉はよい人間関係を作る
Let's end with "thank you".

　外国人が最初に覚える言葉は、どこの国に行ってもほぼ同じで、朝・晩の挨拶と、感謝の言葉であろう。これらは、最低限の人間関係を作るのに必要な言葉である。

　MGHのレジデント中、麻酔が終了するとattendingに「Thank you, Eiichi」と言われたり、「Good job」などと言われるのが常だった。時々ドッキリさせられるのは、「Not a good job」と言われて、"えっ、どこが？"と思った途端、かぶせるように「You did an excellent job」と言われる時である。地獄から天国へ行った気分である。

　ライン確保に失敗したり、　術中管理に問題があったりした時も同じように「Thank you」と言われることにも違和感があった。最初の頃は、なぜそう言われるのかよく意味がわからなかった。考えてみると、症例を無事に終わらせること

はattendingの責任であり、それを遂行するのがレジデントの役目なのではないかと思った。一方、トレーニングを受ける身としては、attendingの指導に対して「Thank you」と礼を言うのが常だった。2人して症例を無事に終わらせたこと、学びがあったことの感謝の意を伝えることが重要だったのと思う。私もattendingになった時には、いつも「Thank you」とか「You have done well」など、ポジティブな言葉で締めくくっていた。そうすると、お互いに気持ちよく一日を終えることができる。

すごく感謝している時は、しっかり表現しよう
Thanks a million.

　人に感謝をすることは重要である。何をするにしろ、人にお世話になることが大部分である。何でも自分ひとりでできると思ったら間違いである。感謝すべき人には、感謝の言葉を述べるべきである。その時、タイミングも逸しないようにしなければならない。また、お礼の気持ちに見合った言葉を用いることも重要である。

　お礼の言い方もいろいろとある。軽く「Thanks」でよいこともあれば、「Thank you very much」と言うこともある。そのほか、「Thanks a lot」と言ったり、「Thanks a million」と言うこともある。「Thank you very much. I appreciate it」と言えば、より丁寧な感じになる。「Thanks a lot」は言い方によっては、「はいはい、ありがとさんでしたよ！」と皮肉な感じになることもある。

　お礼の言葉は人間関係をスムーズにする。志が極めて高い人はお礼を言われなくとも気にしないかもしれないが、多くの人はお礼を言われることを期待している。お礼を言われなかったから、あの人にはもう何もしてあげないと思う人もいるであろう。お礼を言われて悪い気がする人も稀であろう。お礼は人間関係の潤滑剤であり、人をうれしくさせるものである。

礼に始まり、礼に終わる
May I start?

手術は礼に始まり、礼に終わる。これ
は、スポーツと同様である。手術開始の外
科医の言葉は、「May I start？」あるいは
「May I cut？」である。それに対する答え
は、「Certainly, you may」あるいは簡単
に「Yes (you may)」「Sure」ということに
なる。
手術が終了すれば、外科医が「Thank
you」と言い、麻酔科医や看護師が「Thank

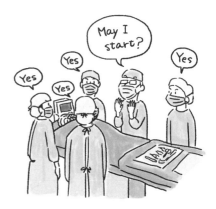

you！」（この場合、ストレスはyouに置かれる）と答える。術中いろいろなことが
あったとしても、最後はこの「Thank you」という言葉で終わりたい。患者のために
密な時間を過ごした身として、外科医、麻酔科医、看護師、臨床工学技士が、チー
ムとしてお互いに敬意を払うことは重要である。

名前で呼ぶことは人として向き合うこと
What's your name?

人間関係において、名前を知ること、名前で呼び合うことは重要なことである。
人は名前を持ち、生まれた時からずっと名前と共に生きている。名前は、その人の
正にidentityである。"名を汚す"ことはその人を汚すことでもある。患者を呼ぶ時
も、必ず名前を呼ぶべきである。
まず、名前を知らなければならない。「What's your name？」はぶっきらぼう
な尋ね方である。受付などでは、「Your name, please」と事務的に尋ねられること
もある。「May I ask your name, please？」と言えば、かなり丁寧な尋ね方とな
る。どんなふうに呼んだらいい？　というような場合は、「How can I call you？」
と言えばよい。　学会などで座長が質問を受ける時の常套句は「Please identify

yourself」である。

　麻酔が終了し、患者を覚醒させる時に、どのように呼んだらよいのかを確認しておくとよい。特に子供の場合は、愛称を知っておくとよい。

名前を覚えよう
Remember the names.

　医療の場だけではないが、しっかりと相手の名前を覚えておく必要がある。それは人間関係を確立するためにも重要なことである。また、仕事をする上でも名前を知らないと、円滑に仕事ができない。米国では何かを頼もうと思ったら、まず名前を呼び、そして最後にpleaseをつける必要がある。Pleaseをつけ忘れると「なんか忘れていない？」と切り返されることがある。名前を間違えようものなら、しばらく口をきいてもらえなくなるのを覚悟しないといけない。

　日本人にとって親しみやすい名前もあれば、覚えにくい名前もある。問題はニックネームである。下に友人や同僚だった人のいくつかの例を挙げてみるが、同じ名前でもニックネームが異なることがある。最初の文字なら連想できるが、途中の文字がニックネームの時はわかりにくい。

　例えば、男性を例に挙げる。

Albert	Al	Martin	Marty
Alfred	Al, Fred, Freddy	Michael	Mike, Mikey, Mick
Andrew	Andy, Drew	Nathan	Nate
Anthony	Tony	Patrick	Pat, Rick, Ricky
Arthur	Art	Peter	Pete
Benjamin	Ben, Benji, Benny	Richard	Dick, Rick, Ricky
Charles	Charlie, Charley, Chuck	Robert	Bob, Bobby, Rob, Robby
Daniel	Danny, Dan	Ronald	Ron, Ronny
Edward	Ed, Eddy, Ted, Ned	Theodore	Ted, Teddy, Theo
Gregory	Greg, Gregg	Thomas	Tom, Tommy
James	Jim, Jimmy, Jamie	Vincent	Vince, Vickie
John	Jack, Jacky, Jonny	Walter	Walt, Wally
Laurence	Larry	William	Bill, Billy, Will

興味がある方は、女性についても調べてみると面白い。例えば、"Elizabeth" は、"Beth, Betty, Liz, Liza, Lisa, Eliza" などとなる。同じ人でも、人間関係で異なる呼び方をされるので注意する必要がある。

Curse は言わないのが無難
Don't curse！

いくら英語に慣れてきても、「F○○○」とか「S○○○」といった言葉は使用しないほうがよい。私が静脈穿刺に失敗して、思わず「S○○○！」と叫んだ時には、周囲が驚いて「そんなことを言ってはダメだよ、あなたは gentleman なのだから」と言われた覚えがある。自分たちは日常的にさんざん使っている言葉なのだが。確かに、教授たちがこういった言葉を用いているのは聞いたことがない。こういった言葉を使うと、家庭ではよく「(Bad) Language！」といった注意の仕方をしている。

だんだんと俗語にも慣れていく必要がある。ちょっと引っかかる表現に出会うこともある。「I don't know nothing（何にも知らない）」といった文法的には正しくない表現に出会って戸惑うこともある。

ちょっとした気遣いが人の心を和ませる
God bless you！

電車の中でくしゃみをしたら、見ず知らずの人から「God bless you！」と言われることがある。風邪は万病のもと。「God bless you！」と言われたら「Thank you」と返そう。ドイツ語で「Gesundheit」と言われることもある。

こうしたちょっとしたコミュニケーションで心が和むことがある。

Careの使い方で印象も変わる
Who cares?

　Careという言葉は使い方次第で、やさしくもなり、rudeにもなる言葉である。
　麻酔科医が術前然診察で患者に「I' ll take care of you although the proce-dure」と言えば、患者にとってはありがたい言葉である。「He takes good care of me」と言えば、彼に対する感謝の心が表せる。
　何かを提案して、もし「I don' t care」と答えられたら、やってもいいけれど、それほどのサポートは得られないと考えたほうがよい。「やってみれば」、「好きにすれば」といった感じになるだろうか。一所懸命やっても、「Who cares?」と言われれば、自分の努力は何だったのだろうと考えさせられる。重要なことではない、と切り捨てられた感じがある。仲間内で使えば、「どうせ誰も気にしないから、やっちゃえ」といった感じになるだろうか。
　「Would you care for tea ？」などは丁寧なものの勧め方になる。
　Careという一語は様々な顔を持っている。

「さぁ、行こうぜ！」の一言でみんながまとまる
Let's roll.

　Let's rollは日本語で言えば、「さぁ、行こうぜ！」ということになるだろうか。手術開始時に使われることもあれば、手術が終了して集中治療室に早く行こうなどという時にも使われる。
　この言葉が生まれたのは古い。私がMGHでレジデントをしていた1980年代にはよく使われていた。「Let's roll」ではなく、もっと調子よく「Let's rock 'n' roll」などとも用いていた。この「Let's roll」が有名になったのは、あの2001年9月11日のことである。アルカイダにハイジャックされたUnited Airlines Flight 93に乗り合わせた乗客が、ハイジャッカーに立ち向かう時に最後に残した言葉が「Are you guys ready? Let's roll」であると言われている。
　「さぁ、皆で行こうぜ！」というように、ひとりではなく皆でやるというニュアン

スがある。元気づく言葉である。手術室で危機的状況が起きた時も、「Let's roll」と声をかければ、皆が一丸となって危機的状況に立ち向かえそうである。

しっかり理解してもらおう
Do I make myself clear?

　断固たる態度をとる必要がある時がある。自分の立場をはっきりさせる時、「Do I make myself clear ?」と言う。さんざん説明しても、理解しているのか、理解しても言うことを聞く気がないような時に、ちょっと怒った調子で言った言葉である。こう言われた時のお返事は「(Yes, it's) crystal clear」である。

　麻酔管理において、どうしても譲れない時がある。その際には、ちゃんと理由を述べ、そして自分の主張・立場を明らかにすべきである。

　親切にアドバイスをしてもそれを受け入れてもらえず、こともうまくいかなかった時もある。そんな時は、「Why didn't you follow my advice ?」とアドバイスを押しつけるのもよくない。理を尽くして説明する、そしてコミュニケーションをとることが最も重要なことである。

お願いされたら気持ちよく引き受けよう
No problem.

　言われてうれしい言葉にno problemがある。今日は用事があって早く帰らないといけないから、まだ入院していない患者の術前回診を恐る恐るお願いした時に、「No problem」とか「Done」とか二つ返事で気持ちよく引き受けてくれると、こちらも気が楽になる。えせスペイン語で、訛りながら「No problemo」と言うと、気楽さが出て仲間意識が強くなる。これは、映画「ターミネーター2」でSchwarzeneggerが言うセリフである。

　人のこうした厚意は大切であり、自分もそうありたいと思う。そんな時、「I owe you」と一言いっておけば、次に借りを返すことができる。

洒落た言い回しを覚えよう！
Let's remember the famous lines.

　米国人は引用が好きである。大統領の演説や、教養人であればShakespeareや、TS Eliotなどの有名な詩の引用などもする。大統領の名言集や、英語のキャッチフレーズをまとめた本がある。一般人であれば、なんといっても使いやすいのが映画やTVドラマで使われる決め言葉のようなセリフである。

　日本人でも多くの人が知っている米国大統領や有名人の言葉には、以下のようなものがある。Abraham Lincolnの「of the people, by the people, for the people」や、John Fitzgerald Kennedy (JFK) の「ask not what your country can do for you—ask what you can do for your country」、Barack Hussein Obamaの「Yes, we can」などである。Martin Luther Kingの「I have a dream」なども有名である。ただ、こうした言葉を引用する時には、その言葉の背景にあることも十分に理解しておく必要がある。

　先に映画からの引用で「ターミネーター2」の「No problemo」を例に挙げたが、ほかにも、「Hasta la vista（また会う日まで）」とか、「I'll be back」などがある。映画「ダーティーハリー」の「Go ahead, make my day」なども、挑戦的な外科医などを相手に使うことができる。人を応援するなら、映画「スターウォーズ」の「May the Force with you」であろうか。もし大失敗した日は、心の中で映画「風と共に去りぬ」のScarlett O'Haraのように「After all, tomorrow is another day！」と言おう。誰かが「Well, nobody's perfect」（映画「お熱いのがお好き」）と慰めてくれるかもしれない。思いっきり胸を張りたければ「I'm the king of the world」（映画「タイタニック」）。と言えばよい。有名な映画や人気TVドラマで用いられるセリフを覚えておくと、ユーモアのある、洒落た会話ができるようになる。

断り方で印象も変わる
I wish I could.

　何か用事を頼まれても、先約があり、断らなければならないことがある。相手の

心を傷つけないようにしないといけない。そんな時に便利なのが、「I wish I could」とか、「I'm afraid not」といった言い方になる。仮定法を用いれば、一般的には丁寧な言い方になる。しかし、仮定法を用いすぎると、婉曲に断っているようになってしまうので注意が必要である。

「No way」などとぶっきらぼうに断るのも避けたいものである。

「幸せ？」の問いかけが事態の解決につながる
Are you happy?

米国留学中に、attendingから、よくこういう質問を受けた。最初は、文字通り「あなたは幸せか？」と受け取り、どぎまぎしたのをよく覚えている。「Are you happy？」は、「Are you satisfied (with…)？」とか「Are you comfortable？」の意味である。

術中に「Are you happy？」と訊かれたら、患者の状態は落ち着いているか、問題なく麻酔管理が行えているかというものである。全体的な様子を把握するのに、便利な言い回しである。「Are you happy？」と質問して、「Very happy」と答えてくれれば、まずは一安心である。しかし、ひとつ間をおいて、「Not really」と返事をされたら、「How come？ Why？ What seems to be a problem？」ということになる。

安全な麻酔管理を行うには確認作業は欠かせない。手術の進行具合、モニタリング、麻酔器の状態、検査所見などに異常がないか、適切に治療されているかを確認する必要がある。常に「Am I happy？」と問い続ける必要がある。もし、自分自身がhappyであれば、患者もまたhappyなはずである。

様子がおかしかったら「何にお困りですか?」と訊いてみよう
What is bothering you?

何か、問題点がある時にはつい表情に出る。そんな時は、「What is bothering

you？」と訊いてみるのがいい。親しい仲間であれば「What's eating you？」と尋ねることもある。そこからtrouble shootingが始まる。

　ひとりでは確信が持てないことも、2人で考えれば解決策が見つかることが多い。

確信を持てるかがポイント
Are you sure?

　麻酔中はdecision makingの繰り返しである。麻酔中は迷うことが多くある。迷うことばかりというほうが正しいかもしれない。出血や外科的刺激、今後の予想などに従って、輸液量や輸血の判断、麻酔薬の調節など様々なことを判断する必要がある。抜管するのかしないのか、いつ抜管するかなども重大な判断の1つである。

　「Are you sure？」は自分がわからないこと、判断しかねることを、別の人が判断した時に使われることが多い。「本当にいいの？」といったニュアンスの言葉である。人に「Are you sure？」と言われて、自信を持って「Yes. I am sure！」とか、「Positive」と言える時はいい。「そう、言われると……」と思う時もある。自分の判断の根拠が何なのか、もしその判断が誤っていた時はどうしたらよいかを考える必要がある。

食べ物を含むイディオムは文化につながる
It's a piece of cake.

　On callの最初の晩、MGHのレジデントになって3日目に一緒にon callをしていたシニアレジデントから教わった言葉。外傷で切断された指の再接着のために腕神経叢ブロックをして、「It's a piece of cake」と言っていたのを思い出す。時々略して「POC」とも言っていた。

　「It's not my cup of tea」と言えば、嫌いなもの、気に入らないものとなる。こうした日常英語を知っておかないと、とんでもない誤解をすることになる。「Smell the coffee」なども同様である。トラブルを起こす人は、a bad eggとかa bad appleと呼ばれる。 重要人物や大物なら a big cheeseである。賢い人はa smart cookieで、一方だめな人はa lemonである。 簡単で典型的な症例なら、a bread and butter caseである。

　こうした日常生活に根付く言葉には文化を感じる。

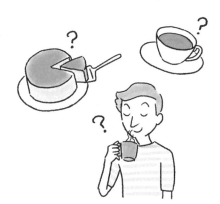

何度言ってもわからない時は、自分の言い方が悪いのかもしれない
How many times do I have to tell you?

　ものわかりが悪い人には、何度も何度も同じことを言わなければならない。なぜ、同じことを言われ続けるのかを考える必要がある。ひょっとしたら、自分の教え方や、言い方が悪いのかと思う必要もある。

継続的なコミュニケーションが大切
Keep me posted.

　患者の治療を行う場合、もう少し経過をみたり、検査をしたりしないと判断ができないことがある。そんな時に使われるのが、「Keep me posted」である。何か進展や変化があれば、その都度、連絡をする必要がある。

よい指導者は責任を持ってくれる

I'll take full responsibility.

難しい判断を迫られた時に、責任は自分が持つと言ってくれる上司がいると頼もしい。そういった人と働く時は、自分も最大限に頑張ろうと思う。逆に、いざとなった時、「Why should I take all the blame ?」などという人は信用できない。

ただ言葉の上で責任を持つのではなく、実際に、自分自身も関与して責任をとるような人でいたい。

"秘密の話" が秘密のままであることはない

Between you and me

秘密にしておきたいことがある。時には、人に知ってもらいたいこともある。そんな時に便利なのが、「Between you and me」である。しかし、「私とあなたの間だけの話」がずっと秘密のままであることは少ない。その話を聞けば、その人は別の人に「Between you and me」と言ってその話を打ち明けるだろう。

秘密を打ち明けるのは、本当に信じる人だけにする必要がある。人事の問題なども注意する必要がある。昇進の話などが来れば、思わず「実はまだ公にはなっていないのだけれど……」と言って人に話をすれば、その話はどんどんと伝わり、挙げ句の果ては横やりが入り、すべてが台無しになることもある。秘密を守ることは、本当に難しい。

私がICUフェローの頃、ICU看護師に、外部施設からローテーションしてきていたレジデントとのデートの仲介を頼まれたことがある。その時に言われたのが、この「Between you and me」であった。一応、デートにはこぎつけたようだが、そのあとのことは知らない。

秘密を抱えて耐える力をつけておく必要がある。

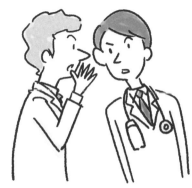

気楽にいこう
Take it easy.

　Tension民族といわれる日本人にはけっこう難しいのが、この「Take it easy」で あろう。何か失敗した人に、「Take it easy」と言うのはやさしいが、いざ自分に言 い聞かせるとなるとなかなか難しい。The Eaglesの「Take it easy」という歌を口 ずさんでみるといいかもしれない。

　似たような言葉に「Easy does it」がある。こちらは、患者がストレッチャーから 手術台に移る時などによく使う。「急がないでいいですよ、気をつけて」という意味 合いになる。

　こうした中学校で覚える基本単語だけでも日常生活の役に立つ。英語を学ぶ時 も、「勉強」と思わず、「Take it easy」で楽しんで身に付けるのがよい。

17 Do's and Don'ts

■ 一般的姿勢・態度

Do's

向上心を持つ。
達成可能な目標を立てる。
目標に達したら次の目標を立てる。
日々少しでも進歩する。
清潔な服装をする。
気持ちの余裕を持つ。
疲れた時はゆっくりと休む。
時間を無駄にしない。
時間的余裕をもって行動する。
ロールモデルとなる。
自分のルーティンを作る。

Don'ts

頑張りすぎる。
欲張りすぎる。
お金を主たる目的に働く。
失敗を長く引きずる。
同じ失敗を繰り返す。
遅刻する。
体調不良なのに出勤する。
くどくどと言い訳をする。
後ろ向きな発言をする。
弱音を吐く。
前任地の悪口をいう。

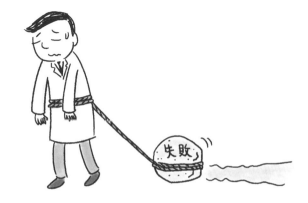

■ 学習態度

Do's

毎日学習する。
教科書を通読する。
学術雑誌から最新の情報を得る。
インターネットを用いた検索能力をつける。
EBMの手法について学ぶ。
症例の1例1例を大切にする。
重要なこと、気になったことはメモに残す。
人から謙虚な気持ちで学ぶ。
人に教えて学ぶ。
英語の教科書や論文を読めるようになる。
資料は整理しておく。
反復して学ぶ。
人からの指摘を素直に受け入れる。

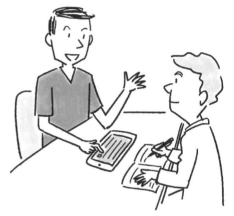

Don'ts

学習にかけるお金を惜しむ。
論文などの結果をうのみにする。
何でも知っていると思い込む。
自分には理解・実行できないとあきらめる。

■ 日常生活：人間関係

Do's

笑顔で挨拶をする。
お礼をいう。
人を褒める。
人を励ます。
悪い点は指摘する。
人の症例を見学する。
進んで人の手伝いをする。
名前を覚える。
おじいさん、おばあさんなどでなく、患者さんの名前を呼ぶ。
常にコミュニケーションを良好に保つ。
外国人患者の診察ができる。
情報を正確に伝達する。

Don'ts

上から目線で話す。
相手によって態度を変える。
汚い言葉を使う。
略語を頻用する。
人の悪口を言う。
意識のある患者の前で「しまった！」、
　「あっ！」などと声を出す。

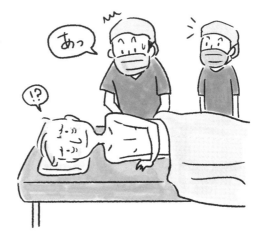

■ 術前診察時

Do's

個々の患者すべてが特別だと意識する。

身だしなみを良くする。

挨拶、自己紹介 (名前、所属、役割など) をする。

丁寧な言葉と態度で患者に接する。

リラックスできる環境を作る。

患者の目を見て、表情を観察しながら説明する。

患者の身になって説明する。

手術開始時刻、予定手術時間などを伝える。

病歴をしっかりととる。

気道を含め、身体所見をしっかりととる。

必要な追加検査をオーダーする。

手術室に来てから術後回復室退室までの経過を伝える。

術後の状況について伝える。

かみ砕いて説明する。

インフォームドコンセント (IC) を得るのに十分な時間を与える。

IC取得時に看護師を同席させる。

麻酔説明書などにメモしたりアンダーラインを引いて患者に渡す。

内容をカルテに正確、簡潔に記載する。

麻酔担当医が術前診察医と異なる場合、情報を正確に伝達する。

Don'ts

患者の発言を遮る。

患者に説教する。

難しい医学用語などを用いて説明する。

麻酔法を押し付ける。

時計を見たりして時間を気にする。

患者に不安感を与える。

異性の身体診察を二人きりで行う。

麻酔法の長所ばかり強調する。

予防対策や解決策を示さず、麻酔法の短所ばかりを強調する。

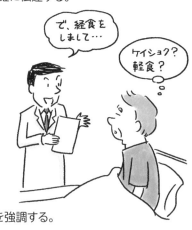

■ 麻酔前夜

Do's

十分に睡眠をとる。

翌日担当症例の情報を頭に入れておく。

Plan A、Plan B、Plan Cなど麻酔計画をしっかり立てる。

頭の中でシミュレーションする。

周術期管理に必要な事項について勉強しておく。

周術期管理に関する疑問点は指導者や同僚に相談する。

患者情報に関する問題点は事前に患者に確認する。

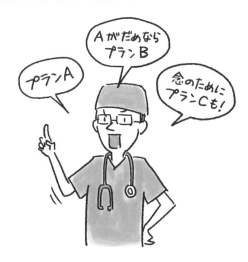

Don'ts

問題点を複雑化する。

具体的対策を立てず、漠然と不安に思う。

深酒をする。

■ 麻酔準備時

Do's

ペース配分を考えて準備する。

時間的余裕をもって準備する。

麻酔器やモニター類を適切な位置に配置する。

麻酔器の始業点検を行う。

必要な物品や薬品がそろっていることを確認する。

複雑な症例では準備リストを作成する。

麻酔計画を頭に入れてシミュレーションしながら準備する。

薬物名、薬物濃度などを正確に記載する。

物品や薬物を整理して配置する。

適切な場所に不用品を廃棄する。

針など鋭利なものは慎重に扱う。

麻薬・ハイリスク薬を手順に従って扱う。

周囲の状況や人のやっていることを意識する。

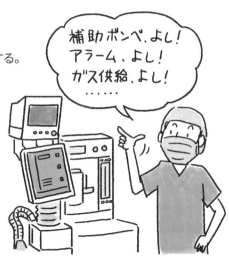

Don'ts

物品や薬物を不潔にする。

準備不足なのに患者の処置を開始する。

無駄なおしゃべりをする。

■ 術前カンファランス

Do's

担当症例について記憶しておく。

要領よく短時間でプレゼンテーションする。

聴いている人が理解できるように配慮する。

周術期 (=術前・術中・術後) 管理の流れを把握する。

モニター、麻酔法等の選択理由をしっかりと述べられる。

周術期に起こりうる危機的状況を認識する。

大きな声で明瞭に話す。

他人のプレゼンテーションをよく聞き、自分の症例のように把握する。

他人のプレゼンテーションに関して質問があれば質問する。

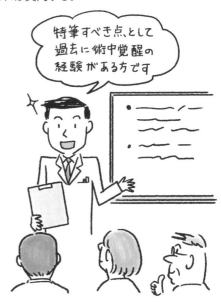

Don'ts

麻酔計画を示さず問題点のみ述べる。

だらだらと時間を使う。

声が小さい。

早口で話す。

人のプレゼンテーションにやたらと批判的にコメントする。

■ 区域麻酔時

Do's

解剖について熟知する。

超音波機械や電気刺激装置などの準備をして作動を確認する。

必要な物品を準備し、適正に配置する。

看護師などにプランや手伝ってほしいことを説明する。

患者に手技や起こりうることについて術前によく説明する。

施行中の状況や起きうることを患者に伝える。

痛みを与えないように十分な局所麻酔を行う。

使用した針など安全に廃棄する。

全身麻酔に変更する場合の手順について考えておく。

鎮静時は呼吸・循環系の変化に注意する。

区域麻酔の効果を十分に評価する。

局所麻酔薬中毒などの合併症に備える。

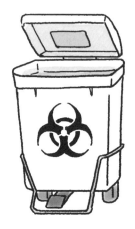

Don'ts

患者に不安を与える。

外科医を長時間待たせる。

実戦を練習の場とする。

■ 全身麻酔導入時

Do's

麻酔器の始業点検、薬物準備を終えている。

麻酔導入法について介助者や看護師と意思疎通を図る。

タイムアウトに従い患者、術式、左右の確認をする。

手術に係わる全員の準備が整っているのを確認する。

静脈路が確保・機能していることを確認する。

モニタリングが機能していることを確認する。

迅速導入時に各人(麻酔科医、看護師、外科医など)の役割を決める。

十分な前酸素化をする。

吸引がすぐに行えるようにしておく。

麻酔維持にスムーズに移行する。

麻酔導入後の血行動態変化に注意を払う。

手術室内の静粛を保つ。

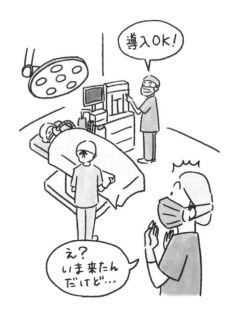

Don'ts

サインインを形式的に行う。

外科医がいないのに導入する。

手術室スタッフに余計なプレッシャーをかける(時間、環境など)。

導入に時間がかかりすぎる。

導入後に緊張感を緩める。

緊急気道確保に必要な器具が近くにない。

心肺蘇生に必要な機器や薬物が近くにない。

■ 気道確保時

Do's

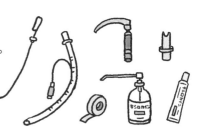

気道確保に必要な器具が揃っていることを確認する。

気道確保に必要な器具が機能することを確認する。

気道確保困難の可能性を常に考慮する。

気道確保困難時に必要な用具が近くにある。

誤嚥のリスクを考慮する。

前酸素化（脱窒素化）を十分な時間をかけて行う。

換気状況を胸郭の動きや呼吸パターン、カプノグラムで確認する。

酸素化（SpO$_2$）を看視する。

人工気道（気管チューブ、声門上器具）挿入後、カプノグラム観察、
　胸部聴診、視診を行う。

カフ内圧測定を行う。

肺保護戦略に沿った人工呼吸設定とする。

気道確保困難に遭遇した場合にはASA（米国麻酔科学会）やJSA（日本麻酔科学会）の
　アルゴリズムに従って行動する。

気道確保後にも人工気道のトラブルが起こりうることを意識する。

Don'ts

誤った気道確保法を選択する。

誤嚥のリスクのある患者を見逃す。

マスク換気時の1回換気量が多すぎる（あるいは少なすぎる）。

マスク換気時の気道内圧が高すぎる。

マスク換気時の換気速度が速すぎる。

気管カフに空気を注入しすぎる。

過度な気道リークを放置する。

迅速導入時に陽圧呼吸をする。

輪状軟骨圧迫を不適切に行う。

■ 麻酔導入時

Do's

タイムアウトを忠実に行う。

電子麻酔チャートが機能しているのを確認する。

モニターが正しく機能していることを確認する。

心肺蘇生に必要な器具や薬物が近くにあることを確認する。

患者に声掛けしてから導入を開始する。

気道確保困難や麻酔導入時のトラブルなどが予想される場合には、人集めをしておく。

ショック患者など麻酔薬投与量が少ない場合は、術中覚醒に注意する。

Don'ts

慣れない手技を一人で行う。

余計なおしゃべりをする。

患者の状態を診ずに薬物を機械的に投与する。

使用したシリンジなどを不潔にする。

注入孔を不潔にする。

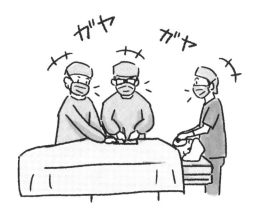

麻酔時

Do's

集中して患者の診療にあたる(vigilance)。

外科医との意思疎通を図る。

患者の状態に異常があるときは外科医、看護師に伝える。

手術の進行状況を把握する。

モニターからの情報を含め総合的に判断する。

出血時には出血量や今後の出血・止血予想、輸血準備量を確認する。

術後ケアプランについて外科医とコンセンサスを得る。

交代者に確実なhandover (引き継ぎ) を行う。

Don'ts

居眠りをする。

本や雑誌などを読む。

携帯やPC、タブレットなどを症例に関係ないことに使用する。

余計なおしゃべりをする。

担当手術室から離れる。

患者の状態を把握せずに症例を引き継ぐ。

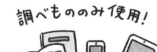

調べもののみ使用!

■ 危機的状況発生時

Do's

危機的状況を予測し、対策を立て、準備をしておく。

危機的状況に至る前に少しでも早く異常を察知する。

応援を呼ぶ。

チームリーダー（コマンダー）を決める。

応援に来た人の役割分担を明確にする。

現在の情報を共有する。

コミュニケーションを良好に保つ（現場、関係部署すべて）。

正確な記録を残す。

必要な薬物、血液製剤などの準備・確認をする。

危機的出血発生時には「非常事態宣言」をする。

危機的出血が終息したら「非常事態宣言」を解除する。

デブリーフィングを行う。

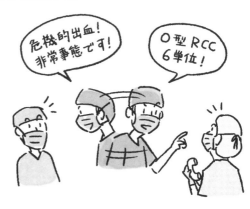

Don'ts

パニックになる。

烏合の衆となる。

原因検索をすることなく対症療法を行う。

責任の追及をする。

手術室内を乱雑にする。

■ 抜管時

Do's

筋力が確実に回復してから抜管する。
上気道反射の回復を確認する。
酸素化が十分に保たれているのを確認する。
換気量が十分に保たれているのを確認する。
呼吸器の異常が疑われれば、身体所見をとり胸部X線撮影を行う。
気道吸引の準備をする。
抜管後の呼吸状態の変化に備える。
抜管後の誤嚥に注意する。
再挿管の可能性について考慮する。

Don'ts

中途半端な覚醒状態で抜管する。
上気道浮腫があるのに抜管する。
大丈夫という確信がないのに抜管する。
全身状態が悪化する可能性があるのに抜管する。

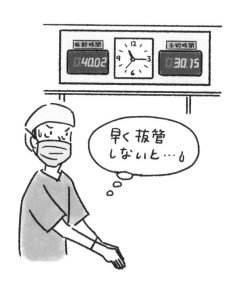

■ 患者の移送時

Do's

必要な人集めをする。

必要なモニターが装着され機能しているのを確認する。

シリンジポンプやモニターの充電状態を確認する。

ベッド移動時にラインやドレーンが抜けないよう注意する。

ドレーンからの出血状態を確認する。

必要な酸素量を投与する。

ボンベの酸素残量を確認する。

輸液や投与薬物が確実に投与されているのを確認する。

輸液や薬物の残量があることを確認し、不足なら追加量を携行する。

移送中も患者を看視し、必要に応じて声掛けをし、状態を確認する。

重症患者では急変に備えた薬物や除細動器などの器具を携行する。

移送に係る人員全員が緊張感を持つ。

移送時間を最短とするようエレベータなどの準備をする。

移送先でも協力して患者のケアを行う。

移送先で予想される問題点や準備について申し送る。

Don'ts

移送先への事前連絡を怠る。

患者の看視を怠る。

必要以上の速度で慌てて移送する。

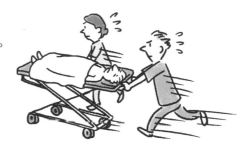

稲田英一 (いなだ えいいち)

- 1980年　　　　東京大学医学部医学科卒業
- 1982~1986年　ハーバード大学医学部附属マサチューセッツ総合病院、麻酔科レジデント、心臓麻酔フェロー、集中治療フェロー、ハーバード大学講師
- 1990~1991年　ハーバード大学医学部助教授、研究・臨床フェロー
- 1996年　　　　帝京大学医学部麻酔科学講座教授
- 2000年　　　　明芳会新葛飾病院副院長
- 2004年　　　　順天堂大学医学部麻酔科学・ペインクリニック講座教授、医学系大学院麻酔科学および疼痛制御学教授
- 2008~2010年　順天堂大学医学部附属順天堂医院院長補佐
- 2012~2020年　World Federation of Societies of Anesthesiologists (WFSA), Council
- 2010~2016年　順天堂大学医学部附属順天堂医院副院長
- 2017~2018年　公益社団法人日本麻酔科学会理事長
- 2020年　　　　東京都保健医療公社東部地域病院病院長、順天堂大学大学院医学研究科麻酔科学特任教授、順天堂大学名誉教授
- 2021年　　　　一般社団法人日本麻酔科医会連合理事

麻酔科ドクターズパール

定価（本体3,300円＋税）
2021年7月27日　第1版

著　者　稲田英一
発行者　梅澤俊彦
発行所　日本医事新報社　www.jmedj.co.jp
　　　　〒101-8718　東京都千代田区神田駿河台2-9
　　　　電話（販売）03-3292-1555　（編集）03-3292-1557
　　　　振替口座　00100-3-25171
印　刷　ラン印刷社

© Eiichi Inada　2021　Printed in Japan
ISBN978-4-7849-6305-8　C3047　¥3300E

本書の複製権・翻訳権・上映権・譲渡権・公衆送信権（送信可能化権を含む）は（株）日本医事新報社が保有します。

JCOPY 〈（社）出版者著作権管理機構 委託出版物〉

本書の無断複写は著作権法上での例外を除き禁じられています。複写される場合は、そのつど事前に、（社）出版者著作権管理機構（電話 03-5244-5088，FAX 03-5244-5089，e-mail：info@jcopy.or.jp）の許諾を得てください。

電子版のご利用方法

巻末の袋とじに記載された**シリアルナンバー**で，本書の電子版を利用することができます。

手順①：日本医事新報社Webサイトにて**会員登録（無料）**をお願い致します。
（既に会員登録をしている方は手順②へ）

> 日本医事新報社Webサイトの「Web医事新報かんたん登録ガイド」でより詳細な手順をご覧頂けます。
> www.jmedj.co.jp/files/news/20180702_guide.pdf
>
>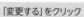

手順②：登録後「マイページ」に移動してください。
www.jmedj.co.jp/mypage/

「マイページ」

マイページ中段の「電子コンテンツ」より
電子版を利用したい書籍を選び，
右にある「SN登録・確認」ボタン（赤いボタン）をクリック

ー 電子コンテンツ

| SN登録・確認 | このボタンを押すと「会員情報変更」ページの「電子コンテンツ」欄が表示されます。お手元のシリアルナンバーを登録することで、該当する電子書籍、電子コンテンツが閲覧できます。 |
| 閲覧 | 各コンテンツタイトルのトップページが表示されます。 |

コンテンツ		
私の治療［2017-18年度版］	閲覧する	
私の治療［2019-20年度版］	閲覧する	
明日から使える摂食障害診療ガイド	閲覧する	SN登録・確認
胃管の挿入と管理のコツ〜Dr.腸の職人メモ	閲覧する	SN登録・確認
医師のためのアンガーマネジメント	閲覧する	SN登録・確認
医師のための節税読本	閲覧する	SN登録・確認

表示された「電子コンテンツ」欄の該当する書名の
右枠にシリアルナンバーを入力

ー 電子コンテンツ

入力

コンテンツ	シリアルナンバー
私の治療［2017-18年度版］	
明日から使える摂食障害診療ガイド	
胃管の挿入と管理のコツ〜Dr.腸の職人メモ	
医師のためのアンガーマネジメント	
医師のための節税読本	
インフルエンザ診療ガイド2018-19	

下部の「確認画面へ」をクリック

「変更する」をクリック

会員登録（無料）の手順

❶ 日本医事新報社Webサイト（www.jmedj.co.jp）右上の「**会員登録**」をクリックしてください。

クリック

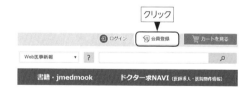

❷ サイト利用規約をご確認の上（1）「**同意する**」にチェックを入れ，（2）「**会員登録する**」をクリックしてください。

❸ （1）ご登録用のメールアドレスを入力し，（2）「**送信**」をクリックしてください。登録したメールアドレスに確認メールが届きます。

❹ 確認メールに示されたURL（Webサイトのアドレス）をクリックしてください。

❺ 会員本登録の画面が開きますので，新規の方は一番下の「**会員登録**」をクリックしてください。

> トップ ＞ サービス紹介 ＞ 会員本登録
>
> 会員本登録
>
> 冊子体の定期購読をご契約中の方は、冊子をお届けする際の封筒の宛名ラベルを参考に会員登録をお願いいたします。
> ※（法人名・病院名）及び（契約者名）についてはひらがな・カナ・スペースなどして入力ください。
> 会員登録が不明な場合は、お問い合わせフォームより連絡をお願いいたします。
> ● 入力方法について（ラベル見本）
> ● 会員登録について
>
> ー 直販契約会員（日本医事新報社と料金前金制定期購読をご契約の中で、雑誌送付用名ラベルに会員番号が記載されている方）
>
> 郵便番号（半角数字）［必須］ ［　　　］ー［　　　　］
> 法人名・病院名 ［　　　　　　　　　　　　］
> 契約者名 姓［　　　］ 名［　　　］
> 会員番号（半角数字）［必須］ ［　　　　　　　　］
>
> 会員登録
>
> ー 書店契約会員（書店様と店頭、料金前金制定期購読をご契約の中で、雑誌送付用名ラベルに会員番号が記載されている方）
>
> 郵便番号（半角数字） ［　　　］ー［　　　　］
> 法人名・病院名 ［　　　　　　　　　　　　］
> 契約者名 姓［　　　］ 名［　　　］
> 会員番号（半角数字） ［　　　　　　　　］
>
> 会員登録
>
> ー 新規のご登録はこちら（定期購読していない方）
>
> 会員登録 ◀ 新規の方は
> こちらをクリック

❻ 会員情報入力の画面が開きますので，（1）**必要事項を入力**し（2）「**（サイト利用規約に）同意する**」にチェックを入れ，（3）「**確認画面へ**」をクリックしてください。

❼ 会員情報確認の画面で入力した情報に誤りがないかご確認の上，「**登録する**」をクリックしてください。